No.1
Step by Step

口腔种植精要系列丛书　总主编　黄圣运

APPLICATION OF
COLLAGEN IN ORAL IMPLANT

胶原在
口腔种植中的应用

主审　张东升　　主编　黄圣运

U0188985

中国科学技术出版社
·北京·

图书在版编目（CIP）数据

胶原在口腔种植中的应用 / 黄圣运主编 . — 北京：中国科学技术出版社，2022.9
（口腔种植精要系列丛书）

ISBN 978-7-5046-9693-9

Ⅰ . ①胶… Ⅱ . ①黄… Ⅲ . ①种植牙—口腔外科学 Ⅳ . ① R782.12

中国版本图书馆 CIP 数据核字 (2022) 第 122596 号

策划编辑	延　锦　焦健姿
责任编辑	延　锦
文字编辑	张　龙
装帧设计	佳木水轩
责任印制	徐　飞

出　　版	中国科学技术出版社
发　　行	中国科学技术出版社有限公司发行部
地　　址	北京市海淀区中关村南大街 16 号
邮　　编	100081
发行电话	010-62173865
传　　真	010-62179148
网　　址	http://www.cspbooks.com.cn

开　　本	787mm×1092mm　1/16
字　　数	151 千字
印　　张	8.5
版　　次	2022 年 9 月第 1 版
印　　次	2022 年 9 月第 1 次印刷
印　　刷	运河（唐山）印务有限公司
书　　号	ISBN 978-7-5046-9693-9 / R · 2921
定　　价	98.00 元

编者名单

主　审　张东升

主　编　黄圣运

副主编　武金峰　田　亚

编　者　（以姓氏笔画为序）

尹长伟　山东第一医科大学附属省立医院

卢小雅　山东第一医科大学附属省立医院

田　亚　青岛亚泰齿美口腔门诊部

刘振兴　山东第一医科大学附属省立医院

吴　越　山东第一医科大学附属省立医院

汪一江　上海贝辰口腔门诊部

张益琳　山东第一医科大学附属省立医院

陈占伟　山东第一医科大学附属省立医院

武金峰　上海天智口腔门诊部

胡立华　山东第一医科大学附属省立医院

贺凌云　山东第一医科大学附属省立医院

韩晓辉　山东第一医科大学附属省立医院

内容提要

本书在传统理论及分类的基础上，结合新成果、新理念，对胶原在口腔种植中的应用进行了归纳总结，以期为读者提供简明实用的指导。全书共5章，分别介绍了胶原在牙槽嵴保存、即刻种植、上颌窦提升及在种植并发症和部分软组织增量中的应用，从多方面深入阐述了口腔种植的新理论与技术要点，辅以精美插图，帮助读者轻松理解相关理念与技术。本书内容实用，图文并茂，深入浅出，有助于提高口腔科医师胶原临床应用的操作能力，亦可作为学习口腔种植技术的指导读物。

主审简介

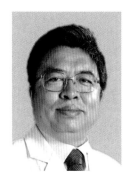

张东升

医学博士，主任医师，教授，博士研究生导师，国际牙医师学院院士。山东第一医科大学口腔医学院院长、山东省立口腔医院执行院长、山东省立医院口腔科主任、山东省临床重点专科负责人。中华口腔医学会口腔颌面外科专业委员会常务委员，中华口腔医学会口腔全科医学专委会常务委员，山东省医学会口腔医学分会主任委员，山东省口腔医学会副会长，山东省医师协会颌面外科分会主任委员，山东省执业医师实践技能考试口腔医师首席考官，山东省临床重点专科负责人，山东省口腔颌面–头颈生物医学重点实验室主任，山东省口腔癌健康医疗大数据科技创新联盟首席专家，山东省口腔修复重建创新联盟负责人，《华西口腔医学杂志》《上海口腔医学》《中国口腔颌面外科杂志》《口腔疾病防治》等多种期刊的编委和审稿专家。

擅长以数字化技术为引导的口腔颌面部恶性肿瘤的综合序列治疗，口腔颌面部显微外科和器官再造，颅颌面联合切除治疗晚期口腔恶性肿瘤，口腔颌面部疑难杂症的诊治。连续主办国家级医学继续教育学习班 16 届。作为项目负责人主持国家级及省部级项目 12 项，牵头和参与制订了我国口腔颌面部肿瘤治疗领域专家共识各 1 项，相关系列研究成果获得山东省科技进步二等奖及山东医药科技二等奖。获批国家发明专利 1 项。共发表论文 143 篇，累计被引用次数 492 次，其中 SCI 收录论文 62 篇，总影响因子共计 102.895，单篇论著最高影响因子 18.187。

主编简介

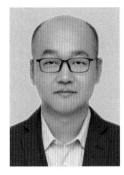

黄圣运

口腔种植学博士，口腔材料学博士后，山东第一医科大学附属省立医院主任医师、教授，山东大学和山东第一医科大学硕士研究生导师。中华口腔医学会颌面修复重建分会委员，中华口腔医学会口腔颌面外科分会青年委员，山东省医学会口腔医学分会委员兼秘书，山东省医师协会颌面外科分会委员兼秘书，山东省口腔医学会口腔颌面外科分会委员兼秘书、口腔种植分会委员，济南市口腔医学会副会长，植韵讲堂公益项目联合创始人。

近3年有300例以上的从生物力学及长期稳定性角度考虑的全口牙列缺失即刻种植即刻负重病例、擅长 Pile-up 位点保存技术、各种垂直和水平骨增量技术，对各种种植并发症（种植体周围炎、种植体折断、修复基台螺丝折断、软组织美学问题等）有丰富的临床经验。

近年来主持省部级以上课题5项，获山东省科技进步二等奖、山东医药科技进步二等奖。获山东省齐鲁卫生与健康杰出青年人才称号、山东省立医院第一届优秀中青年创新人才。主译口腔专著《基于解剖分区的骨增量术：技术要点与临床决策》，副主编专著2部，发表 SCI 收录论文近40篇，包括种植临床方面的 *Regenarative Biomaterials* 和 *BMC Oral Health* 等经典期刊，中文核心期刊论文10余篇。

序

　　金秋时节，正是收获的季节，欣闻黄圣运博士主编的系列专著之一《胶原在口腔种植中的应用》顺利出版，我非常荣幸担任本书的推荐专家。

　　生物医用材料领域中的任何新突破、新技术、新发现、新进展都会直接影响、引领或推动口腔生物材料的发展，继而促进口腔临床医学的进步。而口腔生物材料学是涉及材料学、工程学、生物学与临床口腔医学等多学科交叉的一门口腔基础学科，也是生物医用材料学科的重要分支。

　　近年来，随着国家对发展口腔医用生物材料、推动口腔医工交叉越来越重视，相关单位打破学科界限，极大促进了材料－医学的交叉人才的培养。我多年来一直从事医用金属材料表面改性、磷酸钙类生物陶瓷材料的研究，同时也很注重医工交叉方向。正是在这样的背景下，黄圣运博士进入到我们学院博士后流动站进行口腔医学和材料相结合的交叉学科研究。其重点研究方向正是人工合成羟基磷灰石和胶原类材料成骨方面，进行了系列的基础研究和临床前转化研究，深化了学科交叉思维，拓展了创新思路。

　　在临床工作中，黄圣运博士将进泰立普固胶原近四年的应用经验进行了思考、梳理和总结，并汇集成本书与大家分享，希望广大口腔种植医生能从中汲取经验，深入沟通，共同提高。希望未来黄圣运博士可以带着应用进口胶原的经验，投入到国产品牌的推广和使用上来，以助力国产化品牌的可持续快速发展。

教授，博士研究生导师

山东省材料学会理事长

山东大学材料科学与工程学院常务副院长

前　言

　　种植就好像练功夫一样，而练功就是要持之以恒，只有开始没有结束，且愈练愈纯熟，不断演练，直至熟能生巧、炉火纯青，我也深知停止演练的那一刻就是退步的开始。回想我的口腔种植学习和成长过程，从最开始在同济大学口腔医学院，在导师王佐林教授的引导下，我进入口腔种植的殿堂；进入临床工作后，一步一步地发现问题，找出原因并解决问题；然后跟随美国密歇根大学王鸿烈教授系统学习了牙周种植相关课程，在他的帮助下，我找到了通往高阶种植的道路；接着又跟随匈牙利的 Istvan Urban 学习了水平向和垂直向骨增量的课程；与葡萄牙的 Malo、Carames 等学习无牙颌即刻种植、即刻负重课程；还数次前往瑞典、韩国、葡萄牙、日本、意大利等学习数字化种植的相关知识，每次都让我在种植过程中受益匪浅。

　　但是对于患者种植前的准备工作，也就是位点保存，到底应该用何种手术方式才能减轻患者的痛苦，并达到更好的效果，一直都让我感到比较困惑，直到 2018 年开始跟随神奈川医科齿科大学横滨附属医院的 Toshiro Kodama 教授系统学习 Pile-up 位点保存技术，才让我豁然开朗。我先后 4 次向 Toshiro Kodama 教授当面请教他 30 余年应用胶原的理念，每次他的讲解都让我对胶原应用有了更加深刻的理解。

　　在应用胶原近 4 年的学习过程中，我积累了很多经验。但同时，我也发现要想应用再生材料达到预期的效果，必须遵从某些规则，而在此领域的中文参考书较少，使得很多医师在临床应用中会遇到一些挫折。为了让更多医师少走弯路、让更多患者受益，我结合自身实践经验，总结编写了本书。为了便于读者理解掌握，本书以大量模型操作图、示意图和临床病例三者相结合的方式，对再生材料在位点保存、即刻种植、上颌窦提升及种植并发症方面一个步骤一个步骤地进行了详细讲解。希望通过本书可以与广大种植同行一起思考、一起剖析再生材料应用的技巧，从而切实达到大道至简、游刃有余的境界。

　　本书仅为作者针对再生材料在临床工作中的应用做的阶段性总结和回顾，该再生材料在国外已经应用了 20 多年，但国内应用时间相对较短，其应用还需要更加深入地探讨，书中可能存在一些疏漏和不足之处，恳请同行批评指正。

　　最后感谢台昌国际公司在本书出版过程中的配合与帮助，感谢中国科学技术出版社在出版过程中的大力支持。

山东第一医科大学附属省立医院
主任医师、教授，硕士研究生导师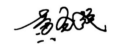

目 录

第 1 章　胶原概述

一、胶原蛋白海绵

医用胶原蛋白海绵是一种新型的生物材料，主要应用在口腔颌面外科、口腔种植、牙周手术等方面，在术中止血、软硬组织修复、感染伤口的控制，以及不同伤口的处理等问题上发挥着重要作用。

医用胶原蛋白一般取自动物的 I 型胶原，通过专业的分离技术、纯化技术、交联技术、冻干技术等工艺，最终被制成稳定的网状多孔海绵状生物材料。从健康动物组织中提取的有活性的胶原蛋白，其结构类似于人类胶原蛋白，它是人体成骨细胞、成纤维细胞等细胞的理想载体，类似于细胞外基质，使其与活体细胞有良好的生物相容性。Aravin Than A. 等采用大鼠皮肤外侧切口（切口直径 12mm）来研究医用胶原蛋白海绵作为一种有效的开放性伤口敷料的疗效，组织病理学结果显示，再生上皮细胞生长较快，炎细胞较少，胶原纤维水平交织在胶原蛋白海绵组织中，且该材料可调节生长因子的转录和翻译水平，在动物模型中可作为创伤愈合的新材料。目前，胶原蛋白海绵在临床中应用的范围越来越广。

胶原蛋白具有足够发达的四级网状结构，从而具有组织生长支架的凝聚力；胶原蛋白能与血小板黏合使血小板发挥作用形成血栓，从而具有止血作用；海绵状的蛋白可以在弥散出血的牙槽窝吸收血液和渗透液，从而增大组织压力，进一步加快止血。有效预防拔牙术后出血，保护血凝块不脱落，并确保血凝块的质量，对促进拔牙创的愈合具有重大的意义。

为了增加胶原蛋白抗拉伸力强度和生物降解周期，可以通过交联技术将胶原分子编织成稳定的网状多孔结构，即胶原支架。其支架形态可促进依附其上的细胞迁移和增殖，使组织以一种预定的形式生长和修复，最终变成所需的人体组织，不溶于冷水、稀酸溶液和稀碱溶液，具有良好的保水性和乳化性。Helary 等用不同胶原基浓度进行了测试，观察胶原材料的结构、力学性能、膨胀能力及在体内的稳定性变化。测试中发现，随着胶原基浓度增加，胶原材料的韧性增加；增加胶原蛋白浓度，也能增强材料在体内抵抗酶的消化、维持稳定的能力；当胶原基浓度为 40mg 时，胶原材料膨胀能力大大增加，可吸收大量创面渗液，还能作为抗生素载体。同时，并未显示出胶原对人类成纤维细胞的细胞毒性。这些结果表明在开发医用伤口敷料治疗慢性伤口时，致密的胶原蛋白基质是理想的材料。

二、泰立普固（Teruplug™）胶原

本书将以泰立普固胶原为例，介绍胶原在口腔种植中的应用。泰立普固胶原是1998年由日本神奈川医科齿科大学横滨附属医院 Toshiro Kodama 教授发明的，它是从澳大利亚6个月的小牛皮肤（非疫区）上提取的可吸收胶原海绵，具体过程为经过胃蛋白酶处理，去除端肽，获得高生物相容性；在一种中性环境中通过纤维化去端肽胶原蛋白（FAC 90%），增加强度；通过加热处理，热变性过程去端肽胶原蛋白（HAC 10%），从而增加活性；最终获得由85%～95%的 I 型胶原和5%～15%的 III 型胶原组成的泰立普固胶原成品。胶原是人体重要的组成部分，I 型胶原是骨组织的重要组成部分，III 型胶原有利于促进伤口的愈合。泰立普固胶原特殊的物理加工过程，可以保证无有机试剂残留，而且可以很好地去端肽胶原，具有抗原性低、生物相容性好、吸附性强等特点，从而能有效阻隔软组织的长入，并且可以为骨细胞的生长提供支架及空间，促进骨膜的快速成长。泰立普固胶原的外形见 图1 。

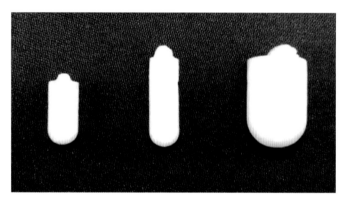

图1　泰立普固胶原的外形呈柱状

有3个型号：SS号（8mm×15mm，粉色）、S号（8mm×25mm，绿色）、M号（15mm×25mm，蓝色）

因为泰立普固胶原独特的处理工艺，所以与瑞士骨胶原及市面上其他骨胶原在止血、成骨、促进组织愈合方面有很大的区别，具体对比见 表1 。

泰立普固胶原用扫描电镜观察，胶原的孔隙率为96%，密度为35.2mg/cm³，其独特的表面、水平切面和垂直切面的孔隙见 图2 。

进一步将泰立普固胶原与骨碎屑一起在体外进行联合培养，发现自体骨屑慢慢有成骨细胞开始向胶原爬入，而且可以明显地看到胶原孔隙中有成骨细胞爬入，动态过程显示的更加清晰，扫描电镜可观察到胶原纤维的结构开始慢慢消退，并在这个过程中产生成骨相关的标志物，以3周时成骨标志性的碱性磷酸酶 ALP 染色阳性为代表，进一步培养，扫描电镜可见成骨细胞相互融合在一起，成骨效果更加明显 图3 。

表1 泰立普固胶原与瑞士骨胶原及市面上其他骨胶原的对比

产 品	泰立普固胶原	其他胶原蛋白	瑞士骨胶原蛋白
分 类	成骨胶原	胶原	骨胶原
成 分	• 澳大利亚6个月小牛上背皮肤 • Ⅰ型、Ⅲ型胶原蛋白 • 疯牛病无风险等级	• 牛、猪肌腱胶原蛋白 • 疯牛病高风险等级	90% 牛骨 + 10% 猪胶原蛋白
制作过程	• 去端肽胶原蛋白（高生物兼容性） • 90%FAC（高强度） • 10%HAC（高生物活性）	• 原胶原蛋白 • 低生物兼容性	无机松质骨由牛骨制成，取自牛股骨上端；胶原为猪Ⅰ型胶原，取自猪的皮下结缔组织，二者结合而成
交联过程	• 物理交联 • 不易产生炎症反应	• 化学交联 • 容易引发炎症反应	—
体内降解时间	• 35.2mg/cm³，致密度高 • 降解时间长，6~8 周	• 致密度低 • 降解时间短：1~2 天	吸收期长，>1 年
愈合中的作用	止血、减轻疼痛、促进血管化、骨再生平台	止血、减轻疼痛	骨再生平台
合并使用	具选择性：泰立达美（pile-up technique）	—	与 Mucograft 合并使用
适应证	位点保存、骨再生、牙周再生、上颌窦提升、根尖囊周、上颌窦穿孔	伤口愈合	位点保存、部分骨再生、牙周再生
相关文献	理论基础、动物实验、临床研究（自 1998 年）	些许临床研究	有

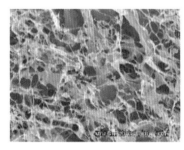 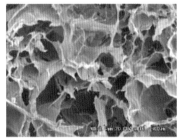 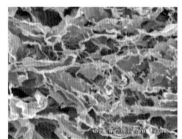

表面　　　　　　　　　水平切面　　　　　　　　　垂直切面

图2 放大 100 倍观察泰立普固胶原在表面、水平切面和垂直切面的不同的孔隙大小和良好的孔隙连通

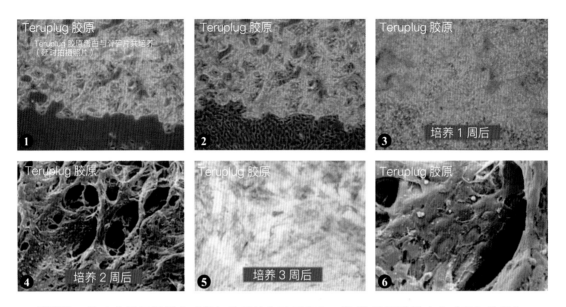

图 3 ❶ 自体骨屑慢慢有成骨细胞开始向胶原爬入；❷❸ 胶原孔隙中有成骨细胞爬入；
❹ 扫描电镜观察胶原纤维的结构开始慢慢消退；❺ 培养 3 周后碱性磷酸酶 ALP 染色阳性；❻ 扫描
电镜可见成骨细胞相互融合在一起，成骨效果更加明显（图片由 **Toshiro Kodama** 教授提供）

　　我们来回顾一下最早 Toshiro Kodama 教授进行动物实验的过程。拔除比格犬的下颌
第一磨牙，如 **图 4** 所示。一周后拍摄 X 线片，观察拔牙窝的变化不明显，但是组织
学照片可以看到虚线所示泰立普固胶原的轮廓，同时可以看到下颌骨及下牙槽神经管的
结构；而且组织学上泰立普固胶原纤维呈现非常有序的排列，小部分已经开始出现降解
图 5 。

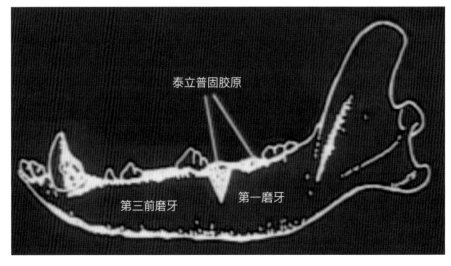

图 4 拔除比格犬的下颌第一磨牙，并放入泰立普固胶原

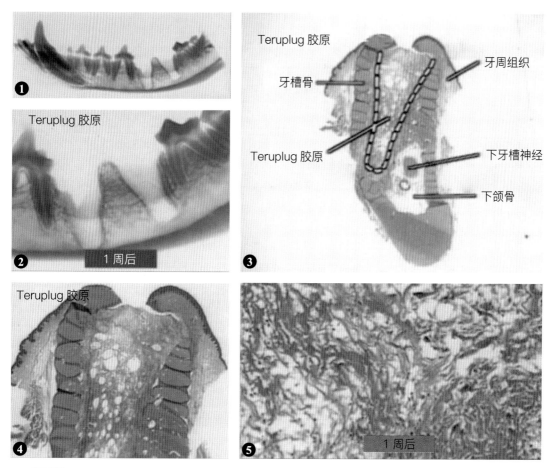

图 5 ❶拔牙并放入泰立普固胶原 1 周的影像学照片；❷放大的照片；❸❹1 周后的组织学照片，可以看到虚线所示泰立普固胶原的轮廓，同时可以看到下颌骨及下牙槽神经管的结构；❺可以明显看到 1 周后泰立普固胶原纤维的有序排列，小部分已经开始出现降解（图片由 **Toshiro Kodama** 教授提供）

　　1 个月后拍摄 X 线片，可以明显看到拔牙窝已经开始出现骨改建，并有部分小梁样结构开始形成，组织学切片可见胶原纤维结构已经被骨小梁结构取代，可以看到尚未成熟的骨小梁结构，小梁内见大量的成骨细胞，小梁间见血管结构及未成熟的成骨前体细胞等结构 **图 6** 。3 个月后再次拍摄 X 线片，可以看到拔牙窝已经基本改建完成，而且有明显的成骨现象，骨小梁结构清晰可见，牙槽窝吸收不明显，维持了很好的牙槽嵴宽度 **图 7** 。

　　基于泰立普固胶原在比格犬上取得的良好效果，Toshiro Kodama 教授将泰立普固胶原应用于临床。笔者自 2017 年开始应用泰立普固胶原，并在 2018 年 11 月在中国台湾跟随 Toshiro Kodama 教授系统学习泰立普固胶原的应用理念，在临床上取得了很好的效果。下面我们以自己的患者作为示例，来观察泰立普固胶原应用于牙槽窝位点保存的效果。

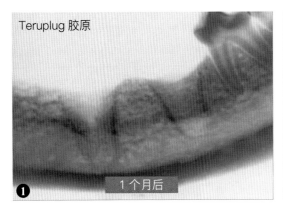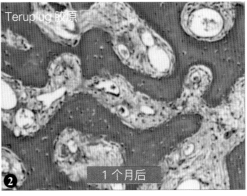

图 6　❶ 拔牙并放入泰立普固胶原 1 个月后的影像学照片，可以明显看到拔牙窝已经开始出现骨改建，并有部分小梁样结构开始形成；❷ 胶原纤维结构已经被骨小梁结构取代，可以看到尚未成熟的骨小梁结构，小梁内见大量的成骨细胞，小梁间见血管及未成熟的成骨前体细胞等结构（图片由 Toshiro Kodama 教授提供）

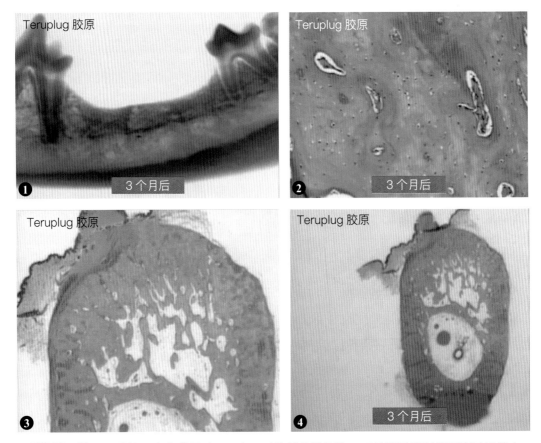

图 7　❶ 拔牙并放入泰立普固胶原 3 个月后的影像学照片，可以明显看到拔牙窝已经基本改建完成，而且有明显的成骨现象，骨小梁结构清晰可见；❷ 成熟的骨小梁结构清晰可见；❸❹ 牙槽窝吸收不明显，维持了很好的牙槽嵴宽度（图片由 Toshiro Kodama 教授提供）

三、典型病例

病例 1

青年男性，自诉 21 牙位年轻时受过外伤，现牙齿变色，牙龈处有脓包形成。CBCT 检查发现牙根长轴与牙槽突长轴方向一致，根尖有低密度阴影，唇侧骨板吸收超过 50%，口腔内检查发现牙齿变色且扭转，中龈生物型，牙龈完整，膜龈联合根方有瘘管形成。此病例按照 Toshiro Kodama 教授 Pile-up（TP+TD）理念可以单纯应用泰立普固胶原行牙槽嵴保存术 图8 。

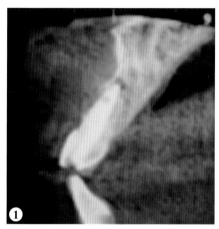 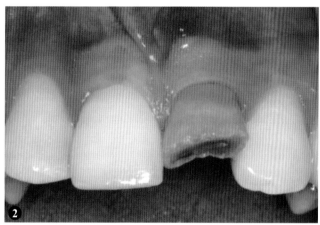

图8 ❶ 术前 21 矢状位 CBCT；❷ 口腔内照片（唇侧观）

具体手术过程如下。首先用 15C 号手术刀分离唇、腭侧和近远中牙周韧带及肉芽组织，微创拔除 21 病灶牙，清理干净拔牙窝内的肉芽组织，在此过程中，一定注意保护好角化龈不受损伤，按照 L 形放置 图9 。

牙槽嵴保存术后 1 周复查，拆除创口缝线，注意消毒过程中不要让碘伏渗入到胶原孔隙中，这样会影响位点保存的效果，口内检查可见唇侧无炎症表现，且丰满度维持良好，根尖区创口愈合良好，可见牙槽窝表面还没有吸收的胶原呈淡黄色，类似于创口表面有一层假膜样结构覆盖 图10 。

牙槽嵴保存术后 5 个月，CBCT 示 21 牙矢状位唇侧骨板完全恢复，且有明显的皮质骨白线结构，唇侧骨板高度与腭侧基本一致，牙槽嵴顶宽度恢复也良好，牙槽窝内骨密度均匀一致，显示出良好的成骨状态，为后续种植做了很好的准备 图11 。

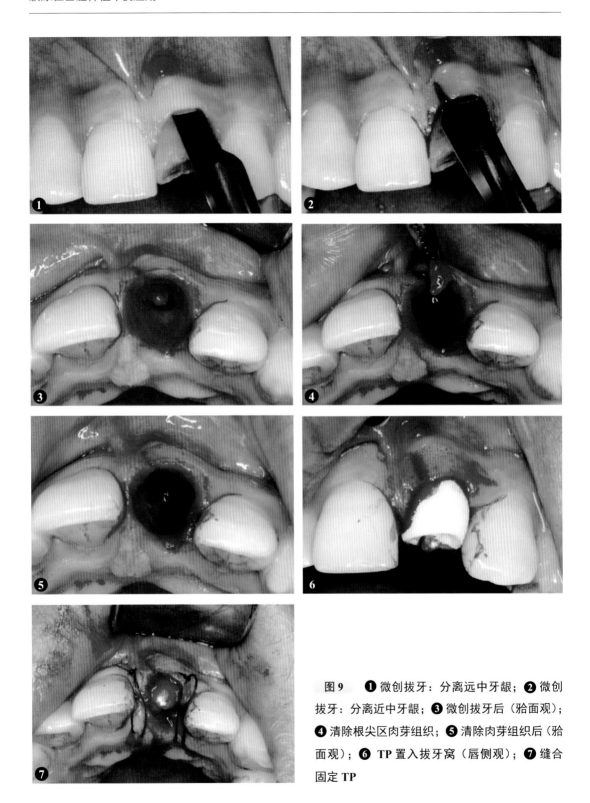

图9 ❶ 微创拔牙：分离远中牙龈；❷ 微创拔牙：分离近中牙龈；❸ 微创拔牙后（𬌗面观）；❹ 清除根尖区肉芽组织；❺ 清除肉芽组织后（𬌗面观）；❻ TP 置入拔牙窝（唇侧观）；❼ 缝合固定 TP

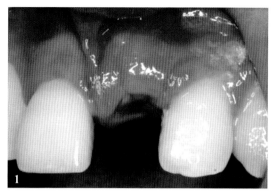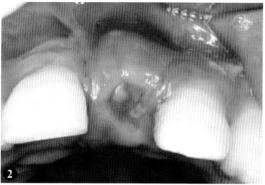

图10 ❶ 术后1周（唇侧观）；❷ 术后1周（𬌗面观）

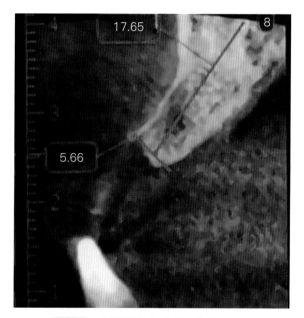

图11 牙槽嵴保存术后6个月CBCT

四、小结

泰立普固胶原是1998年由日本神奈川医科齿科大学横滨附属医院Toshiro Kodama教授发明的，它是从澳大利亚6个月的小牛皮肤（非疫区）上，经胃蛋白酶处理，去除端肽，热变性过程等处理后，提取的由85%～95%的Ⅰ型胶原和5%～15%的Ⅲ型胶原组成的泰立普固胶原成品。经过体外的细胞学性能检测及扫描电镜的观察，体内比格犬牙拔除后的位点保存实验，影像学和组织学检查都有明确的成骨表现。Toshiro Kodama教授通过临床病例进一步验证了泰立普固胶原的临床效果，也为后续临床广泛应用拉开了序幕。

第2章 胶原在牙槽嵴保存中的应用

一、牙槽嵴保存术

种植修复已经成为治疗牙列缺损和牙列缺失的主要修复手段，患者对于种植修复后的美观和功能也提出了更高的要求。良好的牙槽嵴高度、宽度和骨质有利于种植体的植入、长期成功及美观效果。但因为龋病、牙周病、外伤、根尖周疾病等各种原因导致的拔牙后局部牙槽骨的改建和吸收，极易造成骨量和骨质减少甚至缺损，不仅影响种植体植入，更威胁到修复后整体的功能和美观。牙槽嵴保存（alveolar ridge preservation）是指在拔牙期间或拔牙术后，采取的以最大限度维持拔牙窝愈合后牙槽嵴形态为目的的方法。

根据学者的动物实验研究和临床观察，牙齿拔除后，拔牙窝的正常愈合分为以下五个阶段：①拔牙创口出血和血凝块形成；②血块机化和肉芽组织形成；③结缔组织和上皮组织替代肉芽组织；④原始的纤维样骨替代结缔组织；⑤成熟的骨组织替代不成熟的骨组织，牙槽突功能性改建。

所以，牙拔除后，拔牙窝内需快速形成血凝块封闭创口，才有助于保护创口、防止感染、促进创口正常愈合。如果血块脱落、形成不良或无血块形成，则创口愈合缓慢，出现牙槽感染、疼痛等并发症的可能性大大增加。

牙齿拔除后的牙槽窝在自然愈合过程中，拔牙窝内部会形成骨组织，而拔牙窝周围牙槽骨会吸收，从而导致愈合后的牙槽嵴宽度减少、高度降低。Paolantonio 等研究发现，在新鲜拔牙窝中植入种植体，种植体与骨之间跳跃间隙 ≤ 2mm 的情况下，不用植骨材料或屏障膜与种植体延期植入时种植体周围的成熟骨相同，临床结果和骨结合的程度没有差异，从而证实一定程度上即刻种植可以用来预防拔牙后牙槽嵴的吸收。但 Araujo 等的研究表明，在拔牙窝内即刻植入种植体并不能有效预防拔牙后牙槽嵴的改建和吸收**图12**。在拔牙后到种植体植入前，存在相当长的一段愈合时间，采取牙槽嵴保存术能干预牙槽窝骨改建过程，减少拔牙后牙槽嵴吸收，保留丰满的牙槽骨形态、充足的牙槽骨宽度、高度和骨质量，由此简化以后的种植手术方案，为患者减少因骨增量手术造成的术后反应和高额费用。

牙槽嵴保存术常用的方法有以下三种。

1.最常用的方法是翻瓣下微创拔牙，在拔牙窝内植入各类骨充填材料，充满拔牙窝，

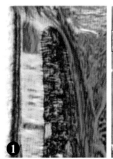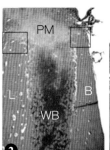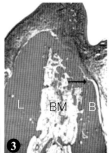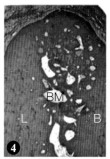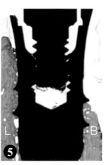

图 12　❶ 牙槽窝束状骨照片；❷ 拔牙后 2 周可见颊侧束状骨开始吸收；❸ 拔牙后 8 周颊侧束状骨吸收明显；❹ 充填材料后可以预防颊侧骨板吸收；❺ 即刻种植后颊侧骨板吸收明显（图片引自 Araujo 教授文章）

并用屏障膜覆盖和龈瓣复位缝合，部分或完全关闭拔牙窝。

2. 在拔牙窝内充填骨充填材料后，不使用屏障膜，直接缝合周围软组织来关闭拔牙窝。

3. 拔牙后不对拔牙窝进行处理而只使用屏障膜及软组织关闭拔牙窝。

但是关于应用植骨材料和屏障膜覆盖拔牙窝，其在牙槽嵴保存术的效果有很大的争议。Araujo 等的研究表明，牙槽嵴保存术应用植骨材料能延缓拔牙后牙槽窝边缘骨的吸收，但是影响骨的改建。其他研究也证实，进行牙槽嵴保存术后的牙槽嵴较血凝块自然愈合的牙槽嵴在宽度和高度上具有显著优势。Iasella 等也报道，进行牙槽嵴保存术后的牙槽嵴，其软组织厚度的改变也较自然愈合的要少。总的来说，牙槽嵴保存对延缓拔牙后牙槽嵴的吸收有一定的作用。但是 Norton 和 Wilson 等在拔牙窝植入脱矿同种异体骨（DBBM）并覆盖 e-PTFE 膜进行牙槽嵴保存术，他们的研究发现，少于 6 个月的时候牙槽窝没有骨形成，6 个月后也只有在紧邻拔牙窝内壁周边的部位有少量骨形成。其他使用 DBBM 的一些研究报道，在 9 个月时有一部分骨形成（18%～64%），并且仍有少量的 DBBM 未被吸收（20%～30%）。Molley 等在对 3 种材料的比较实验中，发现自然愈合组的新生骨最多，其次是生物玻璃。这些研究都表明，生物玻璃比 DFDBA 有更好的成骨率。值得注意的是，有两个研究的结果提示，血凝块自然愈合（采用屏障膜和软组织瓣覆盖）有较好的成骨率。因此，可以明确，在拔牙窝内充填各类植骨材料，将影响拔牙窝内自体骨的成骨速度，间接导致拔牙到种植体植入之间的时间延长。植骨材料在 6～8 个月后仍会有大部分未吸收，而一般自然愈合牙槽窝只需要 3 个月左右新骨即可充填拔牙窝。

因此，根据牙槽嵴保存术常用的 3 种方法，结合相关文献的回顾分析，我们需要一种既不干扰或影响拔牙窝内自体骨的成骨速度，又能很好地保存牙槽嵴顶形态，或者进一步说，可以快速进行空间占位、封闭创口、防止感染、最大限度维持拔牙窝形态、促进拔牙窝愈合的产品。Toshiro Kodama 教授发明的泰立普固胶原，结合他的 Pile-up（TP+TD）理念，应用于牙槽嵴保存术，很好地解决了植骨材料和屏障膜在牙槽嵴保存术的很多缺陷。

笔者自 2017 年开始应用泰立普固胶原，于 2018 年 11 月跟随 Toshiro Kodama 教授 **图13** 在日本横滨、中国台湾和武汉等地，系统学习了 Pile-up（TP+TD）理念应用于牙槽嵴保存术，并在种植临床中的系列应用进行了相应的拓展和延伸，本书也是将这种理念一步一步呈现给大家的教科书。

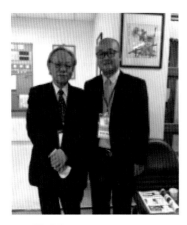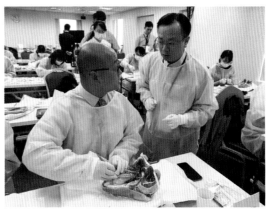

图 13 跟随 Toshiro Kodama 教授和台湾中山大学陈俊呈教授学习时的合影

关于拔牙窝软硬组织缺损的分类有很多种，本书主要以 Toshiro Kodama 教授的分类作为我们种植临床的系列指引。首先我们来看 Toshiro Kodama 教授拔牙前软硬组织的分类标准 **图14** 。

软组织分类根据角化龈完整性分为 3 种类型：角化龈完整（Ⅰ型）；角化龈萎缩至膜龈联合（Ⅱ型）；角化龈萎缩超过膜龈联合（MGJ）（Ⅲ型）。

硬组织分类根据唇颊侧骨板的完整性同样分为三类：唇颊侧骨板完整无任何缺损和吸收（A 型）；唇颊侧骨板缺损和吸收 ≤ 50%（B 型）；唇颊侧骨板缺损和吸收 > 50%（C 型）。

根据拔牙前软硬组织的分类，主要是根据不同的缺损方式，进行不同的搭配和相应的方案处理 **图15** ～ **图20** 。后续我们在不同解剖分区的拔牙位点进行的牙槽嵴保存术、不同分区的即刻种植手术等，都是以 Toshiro Kodama 教授的这个分类作为参考标准。

- Ⅰ型 + A 型：角化龈完整，唇颊侧骨板完整。
- Ⅰ型 + B 型：角化龈完整，唇颊侧骨板缺损 ≤ 50%。
- Ⅰ型 + C 型：角化龈完整，唇颊侧骨板缺损 > 50%。
- Ⅱ型 + B 型：角化龈萎缩至膜龈联合，唇颊侧骨板缺损 ≤ 50%。
- Ⅱ型 + C 型：角化龈萎缩至膜龈联合，唇颊侧骨板缺损 > 50%。
- Ⅲ型 + C 型：角化龈萎缩超过膜龈联合，唇颊侧骨板缺损 > 50%。

软组织分类

硬组织分类

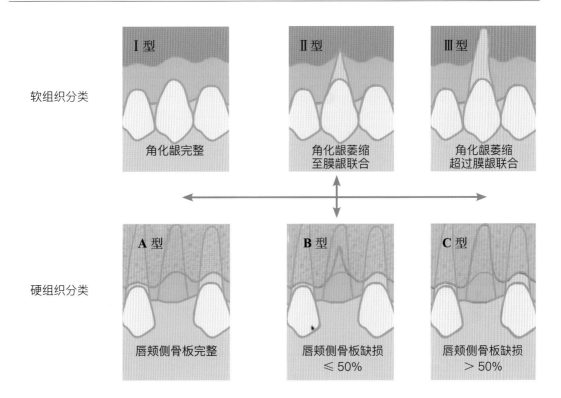

图 14　**Toshiro Kodama** 教授拔牙前软硬组织分类

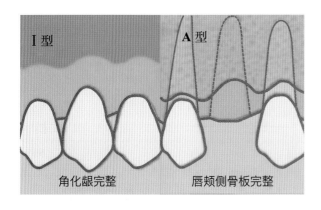

图 15　Ⅰ型 + A 型：角化龈完整，唇颊侧骨板完整

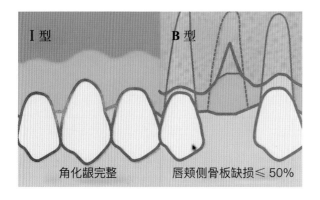

图 16　Ⅰ型 + B 型：角化龈完整，唇颊侧骨板缺损≤ **50%**

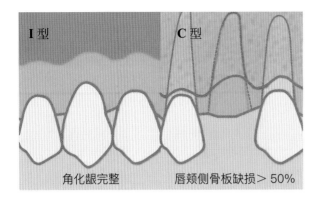

图 17 Ⅰ型 + C型：角化龈完整，唇颊侧骨板缺损 > 50%

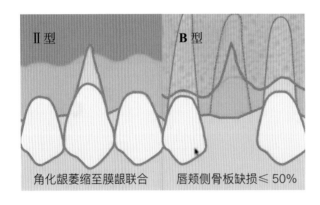

图 18 Ⅱ型 + B型：角化龈萎缩至膜龈联合，唇颊侧骨板缺损 ≤ 50%

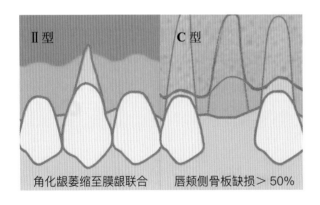

图 19 Ⅱ型 + C型：角化龈萎缩至膜龈联合，唇颊侧骨板缺损 > 50%

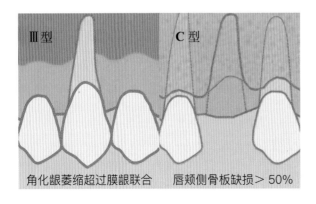

图 20 Ⅲ型 + C型：角化龈萎缩超过膜龈联合，唇颊侧骨板缺损 > 50%

二、TP 在前牙区牙槽嵴保存中的应用

为了更好地展示泰立普固胶原（TP）在种植中的应用，我们将从模型外科、示意图和临床病例三个不同的方面进行应用展示。

（一）操作过程

以模型外科方式展示在 11 牙位用 TP 进行牙槽嵴保存术，具体过程如下。微创拔牙，清除拔牙窝炎症肉芽组织；取 1 粒 S 号 TP，预弯成 L 形；将 TP 置入拔牙窝，L 形弯向腭侧；从唇侧观，TP 应高出龈缘 5mm；牙槽嵴顶观应撑起角化龈轮廓，保证唇侧牙龈丰满度；以缺牙间隙近中龈乳头，膜龈联合分界处为进针点，行内 8 字缝合。缝合完成后，TP 应平龈或高出牙龈 2mm。第二针同样以膜龈联合分界处进针，行外 8 字缝合。针距 1～2mm。两针的覆盖面积有重叠且线结不在同侧。缝合完成后，TP 应平龈或高出牙龈 2mm，且维持撑起的角化龈轮廓，保证唇侧牙龈丰满度。具体操作步骤见　**图 21** 。

以示意图方式进一步展示上颌前牙区位点保存泰立普固胶原放置过程与操作要点和细节　**图 22** 。

（二）典型病例

病例 2

患者老年女性，自诉 21 牙位松动 1 年余，未行任何治疗，近期发现牙齿唇侧有脓包并反复肿胀不消退，遂来就诊。口内检查见 21 牙龈边缘大量食物残渣，唇侧在膜龈联合处可见脓包，Ⅲ度松动，Ⅰ型。CBCT 矢状位可见 21 牙位曾行根管治疗，牙齿断裂，且唇侧骨板几乎完全缺如，但牙根的方向和牙槽突长轴的方向基本一致，属于 C 型　**图 23** 。按照 Toshiro Kodama 教授 Pile-up（TP + TD）理念为Ⅰ型 + C 型，可以单纯应用泰立普固胶原行牙槽嵴保存术。

按照前牙美学区种植的要求，唇侧骨板缺失，有感染的脓包，此病例不属于即刻种植的适应证，而应该做位点保存术。于是将 21 牙拔除，同时去除肉芽组织，注意保护唇侧的角化龈（保护的方法是采用 15C 号手术刀片沿角化龈与肉芽组织之间锐性切割，让肉芽组织和牙根一起脱离拔牙窝），仔细清理拔牙窝的肉芽组织及根尖区的炎性骨质，按照标准的泰立普固胶原 L 形放置（Toshiro Kodama 教授发明并推广的放置技术）于拔牙窝内，同时行 8 字缝合（建议内外 8 字交叉应用）固定胶原　**图 24** 。

1 周后拆除缝线，注意拆除缝线局部创口消毒过程中，不要让碘伏渗透进入位点保存创口内。5 个月后，CBCT 矢状位可见 21 牙槽嵴顶宽度约为 5.6mm，而且可见清晰的唇侧骨板形成，骨白线隐约可见，拔牙窝内有良好的新骨形成。口内可见成骨轮廓良好，有足够的唇侧丰满度，角化龈也有形成，切开翻瓣后可见牙槽嵴顶是自体骨的形成，植入直径 3.3mm 长 10mm 种植体一枚，初期稳定良好，最终修复效果良好　**图 25** 。

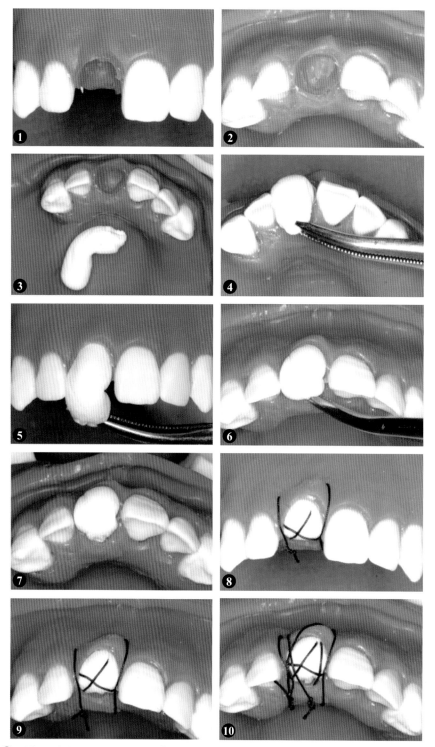

图 21　❶ 微创拔除患牙（唇侧观）；❷ 微创拔除患牙（𬌗面观）；❸ 取 1 粒 S 号 TP 预弯成 L 形；
❹ TP 置入拔牙窝，L 形弯向腭侧（𬌗面观）；❺ 置入拔牙窝，L 形弯向腭侧（唇侧观）；❻ TP 置入
拔牙窝支撑唇侧牙龈；❼ TP 完全置入拔牙窝（𬌗面观）；❽ 第一针，内 8 字缝合固定 TP（唇面观）；
❾ 第一针：内 8 字缝合固定 TP（𬌗面观）；❿ 追加第二针：外 8 字缝合（𬌗面观）

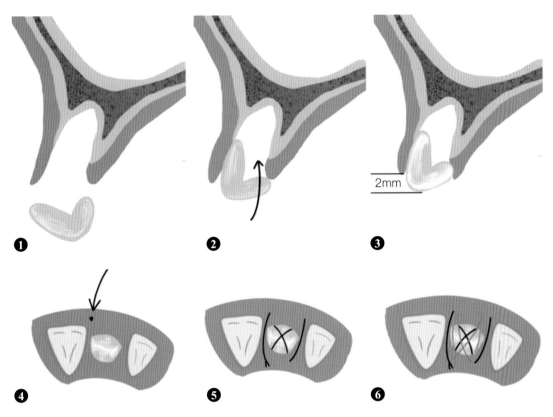

图 22　❶ 胶原 L 形预弯；❷ L 形弯向腭侧放置；❸ 高出牙龈 2mm；❹ 近中龈乳头膜龈联合水平进针；❺ 内 8 字缝合；❻ 外 8 字缝合，线结异侧

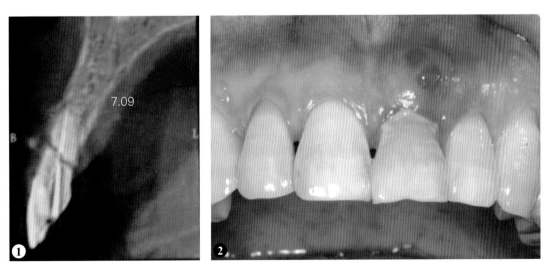

图 23　❶ CBCT 矢状位可见 21 牙曾行根管治疗，牙齿断裂，且唇侧骨板几乎完全缺如；❷ 口内检查见 21 牙龈边缘大量食物残渣，唇侧在膜龈联合处可见脓包

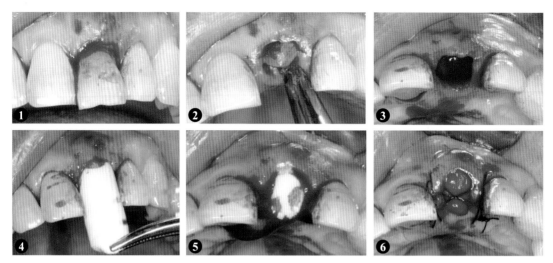

图 24 ❶ 用 15C 号手术刀锐性切割分离角化龈和肉芽组织；❷ 拔除 21 牙，可见肉芽组织和角化龈分离；❸ 清理干净肉芽组织；❹ ❺ 将泰立普固胶原 L 形放置于拔牙窝内；❻ 行 8 字缝合固定胶原

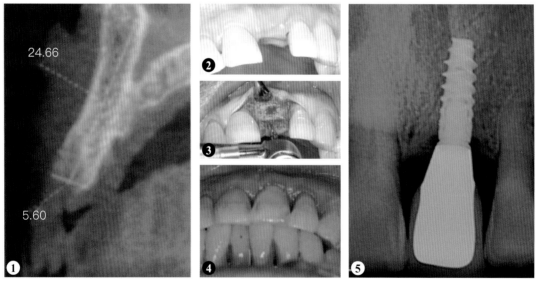

图 25 ❶ 4 个月后，CBCT 矢状位可见 21 牙唇侧骨板形成；❷ 口内有足够的唇侧丰满度；❸ 切开翻瓣后可见牙槽嵴顶自体骨的形成；❹ 戴牙；❺ 根尖片示最终修复效果良好

病例 3

患者中年女性，自诉 11 牙位 10 年前因反复胀痛不适，行根尖囊肿刮除术及牙冠修复，近期反复肿胀并伴有脓性渗出物。口腔内检查发现 11 牙冠修复体，Ⅰ度松动，龈缘变黑，唇侧牙龈轻微红肿，有白色颗粒状渗出物。CBCT 检查发现牙根长轴与牙槽突长轴方向基本一致，根尖有低密度阴影，唇侧骨板吸收超过 50%，属于 C 型，中龈生

物型，牙龈相对完整，膜龈联合根方有瘘管形成，属于Ⅰ型。按照 Toshiro Kodama 教授 Pile-up（TP+TD）理念为Ⅰ型 + C 型，可以单纯应用泰立普固胶原行牙槽嵴保存术 **图 26** 。

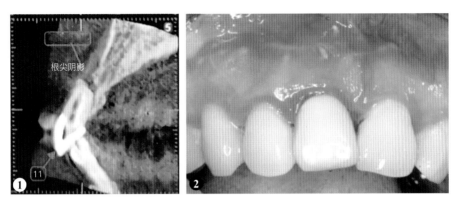

图 26　❶ 术前 11 牙矢状位 CBCT；❷ 术前口内照片（唇侧观）

具体手术过程如下。首先用 15C 号手术刀分离唇、腭侧和近远中牙周韧带以及肉芽组织，微创拔除 11 病灶牙，清理干净拔牙窝内的肉芽组织，注意保护好角化龈，按照上文模型和示意图讲述的 L 形放置泰立普固胶原 **图 27** 。

牙槽嵴保存术后 1 周复查，可见唇侧瘘管消失，角化龈稍有红肿，唇侧轮廓良好，拔牙创愈合良好，牙槽窝顶可见淡黄色没有吸收的胶原 **图 28** 。牙槽嵴保存术后 5 个月复查，口内可见软组织愈合良好，角化龈清晰可见，唇侧骨轮廓形态良好，CBCT 矢状位显示唇侧骨板高度及宽度均成骨良好，可见唇侧骨板清晰的骨白线结构 **图 29** 。

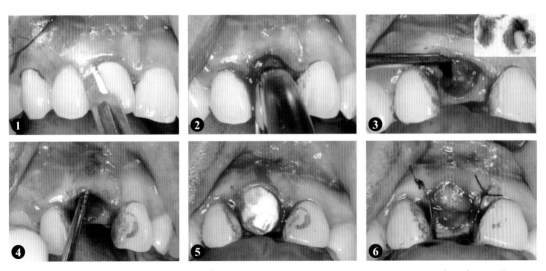

图 27　❶ 15C 号手术刀锐性切割分离牙龈与肉芽组织；❷ 微创拔牙；❸ 清除根尖区肉芽组织；❹ 根尖区唇侧骨壁缺损；❺ 按照标准过程将 TP 置入拔牙窝（唇侧观）；❻ 缝合固定 TP

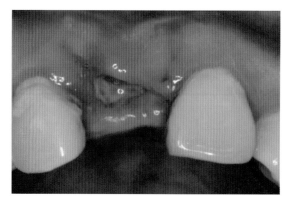

图 28　术后 1 周口内照

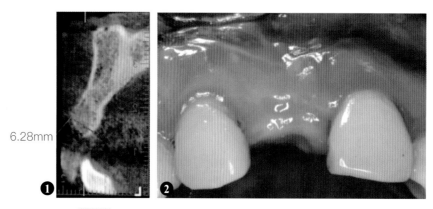

图 29　❶ 术后 5 个月矢状位 CBCT；❷ 术后 5 个月口内照

三、TP 在前磨牙区牙槽嵴保存中的应用

前磨牙处于前牙区和磨牙区之间的拐角位置，通常是扁根双根管，也就是颊舌径相对较大，近远中径相对较小。因此泰立普固胶原（TP）在前磨牙区位点的保存与前牙区不同，有它自身的特殊性，我们采用 TP 中的 S 号和 SS 号从模型外科、示意图和临床病例三个不同的方面进行应用展示。

（一）操作过程

以 34 牙位为例，应用 TP 进行牙槽嵴保存术，具体手术过程如下。

1. 方案 A

微创拔除患牙，清除拔牙窝炎症肉芽组织；取 1 粒 S 号 TP，预弯成 L 形；将 TP 放入拔牙窝，L 形弯向舌侧。从颊侧观，TP 应高出龈缘 2～3mm；牙槽嵴顶观，应维持角化龈轮廓，保证颊侧丰满度；以缺牙间隙近中龈乳头，膜龈联合分界处为进针点，行内 8 字缝合。缝合完成后，TP 应平龈或高出牙龈 1mm。第二针同样以膜龈联合分界处进针，行外 8 字缝合。针距 1～2mm。两针的覆盖面积有重叠且线结不在同侧。缝合完成后，TP 应平龈或高出牙龈 1mm，且保证对颊侧牙龈的支撑以维持颊侧牙龈丰满度 图30 。

以示意图方式进一步展示前磨牙区位点保存泰立普固胶原放置过程与操作要点和细节 图31 、 图32 。

2. 方案 B

微创拔除患牙，清除拔牙窝炎症肉芽组织；取 1 粒 SS 号 TP；在拔牙窝内，将其由舌侧倾斜 45° 压入颊侧（舌侧高）；以缺牙间隙近中龈乳头，膜龈联合分界处为进针点，行内 8 字缝合。缝合完成后，TP 应平龈或高出牙龈 1mm。第二针同样以膜龈联合分界处进针，行外 8 字缝合，针距 1～2mm。两针的覆盖面积有重叠且线结不在同侧。缝合完成后，TP 应平龈或高出牙龈 1mm，且保证对颊侧牙龈的支撑以维持其丰满度 图33 。

以示意图方式进一步展示前磨牙区位点保存泰立普固胶原放置过程与操作要点和细节 图34 、 图35 。

（二）典型病例

病例 4

患者老年女性，自诉右上颌第二前磨牙拔除半年余，现进行种植修复。口腔内检查发现 15 牙槽嵴顶黏膜色红，压迫比较松软，有触痛，但角化龈比较完整，属于 Ⅰ 型，颊侧压迫有明显的骨缺损，骨板吸收超过 50%。曲面断层示 15 拔牙窝呈典型的低密度，似有不规则高密度影，属于 C 型。按照 Toshiro Kodama 教授 Pile-up（TP+TD）理念为 Ⅰ 型 + C 型，可以单纯应用泰立普固胶原行牙槽嵴保存术 图36 。

按照前磨牙区胶原位点保存的要求，将牙槽嵴顶的炎性牙龈切除，刮匙去掉肉芽组织，见牙槽窝内有一小块残留的牙根碎片，彻底清理干净牙槽窝，注意保护好唇侧的角化龈，仔细清理拔牙窝根尖区的炎性骨质，按照标准的方案 A，将泰立普固 S 号胶原 L 形放置（Toshiro Kodama 教授发明并推广的放置技术）于拔牙窝内，同时行 8 字缝合固定胶原 图37 。

术后 1 周拆除位点保存的创口缝线，注意拆线注意事项。术后 5 个月复查 CBCT，准备行种植手术，影像学见牙槽窝成骨良好，而且成骨的骨质较均匀，颊侧骨板高度及宽度均成骨良好，可见骨板清晰的骨白线结构，牙槽嵴顶的宽度达到 6.03mm，完全达到了植入常规直径种植体的牙槽嵴顶宽度的要求 图38 。

口内可见牙槽嵴顶宽度良好，有足够宽度的角化龈，为了更好地保护角化龈，我们设计了 U 形切口，切开并向颊侧翻起黏骨膜瓣，可见牙槽嵴顶骨质有明显渗血，说明泰

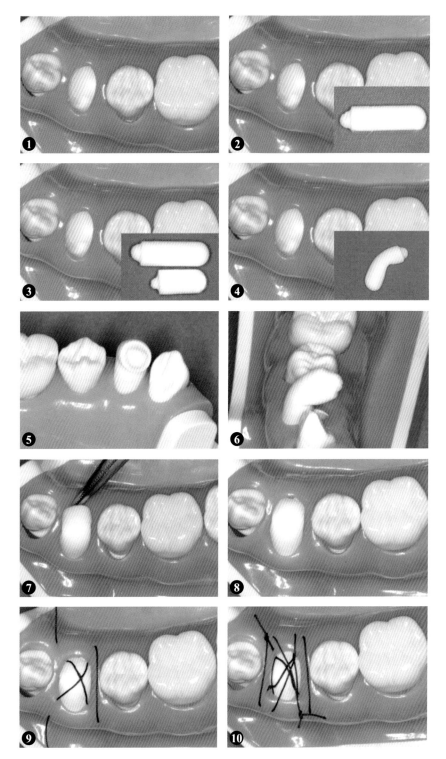

图30　❶ 微创拔除患牙（殆面观）；❷ S 号 TP；❸ S 与 SS 号 TP 对比照；❹ S 号 TP
预弯成 L 形；❺ S 号 TP 置入拔牙窝，L 形弯向舌侧（舌侧观）；❻ S 号 TP 置入拔牙窝，
L 形弯向舌侧（近中观）；❼ S 号 TP 压入舌侧；❽ S 号 TP 压入舌侧（殆面观）；❾ 第一针：
内 8 字缝合固定 TP（殆面观）；❿ 追加第二针：外 8 字缝合（殆面观）

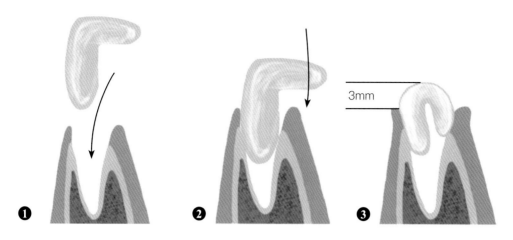

图 31　❶ S 号 TP 的 L 形预弯；❷ L 形弯向腭侧；❸ 高出牙龈 2～3mm

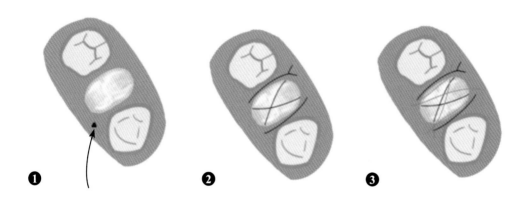

图 32　❶ 近中龈乳头处膜龈联合水平进针；❷ 内 8 字缝合；❸ 外 8 字缝合，线结异侧

立普固胶原位点保存后成骨良好，且更多的是松质骨，保证后期种植体有足够的骨结合 图 39 。

　　为了更好地掌握种植体植入的三维位置和方向，我们按照修复为导向的种植体植入原则，设计了简易的种植体植入 iEZ 导板，植入直径 4.3mm，长度 9mm 的种植体，并间断缝合 图 40 。

　　种植体植入术后 3 个月，拍摄 X 线片显示骨结合良好，做最终的上部修复，口腔内显示角化龈宽度约 3mm，牙龈高度约 3.5mm，牙冠粘接后调整咬合，X 线显示种植体、修复基台、牙冠三者之间连接良好 图 41 。

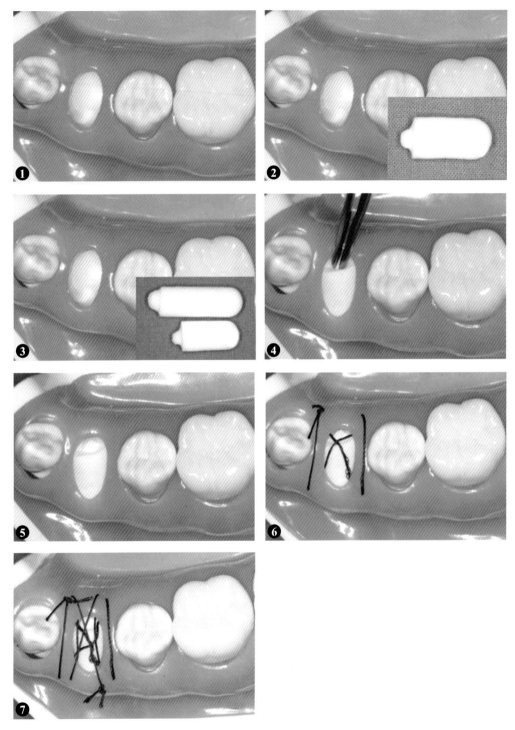

图 33　❶ 微创拔除患牙（𬌗面观）；❷ SS 号 TP；❸ S 与 SS 号 TP 对比照；❹ SS 号 TP 舌颊向倾斜 45° 压入拔牙窝；❺ SS 号 TP 舌颊向倾斜 45° 压入拔牙窝（𬌗面观）；❻ 第一针：内 8 字缝合固定 TP（𬌗面观）；❼ 追加第二针：外 8 字缝合（𬌗面观）

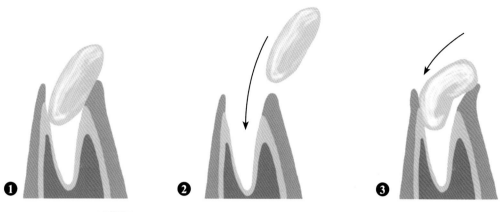

图 34　❶ SS 号 TP；❷ 45° 颊向压入；❸ 压入后舌侧高于颊侧

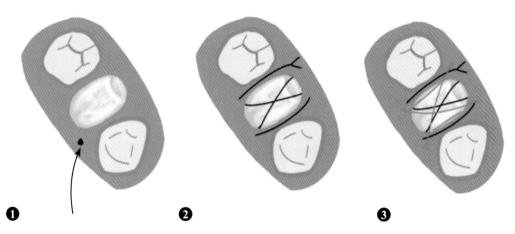

图 35　❶ 近中龈乳头出膜龈联合水平进针；❷ 内 8 字缝合；❸ 外 8 字缝合，线结异侧

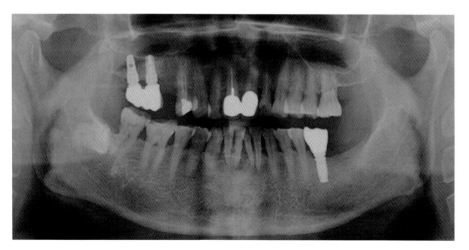

图 36　曲面断层示 15 拔牙窝呈典型的低密度影，似有不规则高密度影

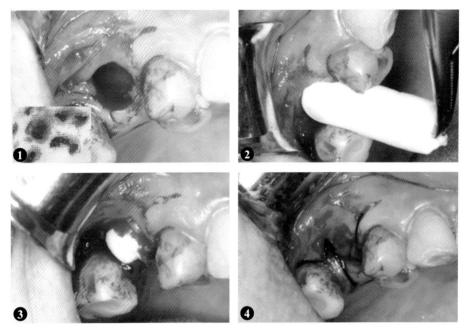

图 37 ❶ 牙槽嵴顶切除炎性牙龈，清理拔牙窝，注意保护角化龈；❷ 填塞 S 号胶原；❸ 胶原高于牙龈 2mm 左右；❹ 缝合固定胶原

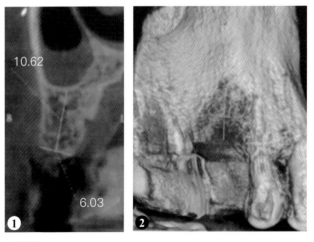

图 38 ❶ CBCT 冠状位表现；❷ 三维重建骨质形成情况

四、TP 在磨牙区牙槽嵴保存中的应用

正常解剖条件下，上颌磨牙有 3 个牙根，下颌磨牙有两个牙根，而 TP 有 S 号、SS 号、M 号 3 种不同的型号，磨牙区位点保存不同于前牙区和前磨牙区，牙槽窝相对比较粗大，牙根更多，而且涉及牙槽间隔，因此位点保存有其特殊性，我们将从模型外科、示意图和临床病例三个不同的方面进行应用展示。

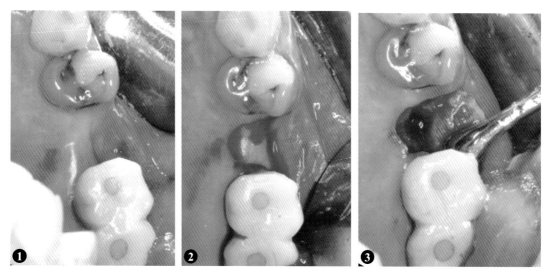

图 39　❶ 口内见牙槽嵴顶黏膜良好；❷ 设计 U 形切口；❸ 向颊侧翻起黏骨膜瓣

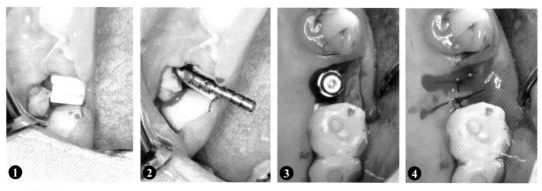

图 40　❶ 口内放入简易导板；❷ 用 2.0mm 直径的平行杆验证备洞的方向；❸ 植入种植体；
❹ 间断缝合创口

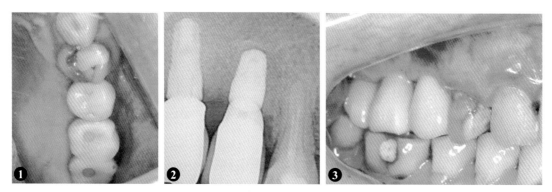

图 41　❶ 种植上部修复牙冠良好；❷ X 线显示种植体、修复基台、牙冠三者之间连接良好；
❸ 戴牙后口内照

（一）操作过程

以 36 牙位为例，应用 TP 进行牙槽嵴保存术，具体手术过程如下。

1. 方案 A

微创拔除患牙，清除拔牙窝炎症肉芽组织；取一粒 M 号 TP 置入拔牙窝；垂直向压入拔牙窝，至高出龈缘 2～3mm；以缺牙间隙近中龈乳头，膜龈联合分界处为进针点，行内 8 字缝合。缝合完成后，TP 应平龈或高出牙龈 1mm。第二针同样以膜龈联合分界处进针，行外 8 字缝合。针距 1～2mm。两针的覆盖面积有重叠且线结不在同侧。缝合完成后，TP 应平龈或高出牙龈 1mm，且保证对颊侧牙龈的支撑以维持颊侧牙龈丰满度 图 42 。

以示意图方式进一步展示磨牙区位点保存泰立普固胶原放置过程与操作要点和细节 图 43 、 图 44 。

2. 方案 B

微创拔牙，清除拔牙窝炎症肉芽组织；取 2 粒 S 号 TP，预弯成 L 形；分别将两粒 S 号 TP 置入拔牙窝的近远中根（上颌磨牙以颊侧近中根、颊侧远中根为参考），使 L 形弯向舌侧；以缺牙间隙近中龈乳头，膜龈联合分界处为进针点，行内 8 字缝合。缝合完成后，TP 应平龈或高出牙龈 1mm。第二针同样以膜龈联合分界处进针，行外 8 字缝合。针距 1～2mm。两针的覆盖面积有重叠且线结不在同侧。缝合完成后，TP 应平龈或高出牙龈 1mm，且保证对颊侧牙龈的支撑以维持颊侧牙龈丰满度 图 45 。

因方案 B 用 2 粒 S 号 TP 行位点保存术时，TP 在牙槽嵴顶会重合，相互影响，增加缝合操作难度。所以，对于磨牙区的位点保存，笔者更推荐使用方案 A。

以示意图方式进一步展示磨牙区位点保存泰立普固胶原两个 S 号放置过程与操作要点和细节 图 46 、 图 47 。

（二）典型病例

病例 5

患者青年男性，自诉右下颌后牙疼痛半年余，近期活动加重。口腔内检查发现 47 牙位𬌗面见充填物，Ⅲ度松动，有压痛，角化龈比较完整，属于Ⅰ型，可见 48 近中牙尖，指压颊侧无骨缺损，属于 A 型。曲面断层示 47 牙根管内可见充填物，根尖周低密度阴影，接近下牙槽神经管，48 牙近中水平阻生。按照 Toshiro Kodama 教授 Pile-up（TP+TD）理念Ⅰ型＋A 型，可以单纯应用泰立普固胶原行牙槽嵴保存术 图 48 。

按照磨牙区胶原位点保存的要求，将 47 牙和 48 牙分别拔除，刮匙去掉肉芽组织，彻底清理干净牙槽窝，注意保护好颊侧的角化龈，仔细清理拔牙窝根尖区的炎性骨质，按照标准的方案将泰立普固胶原放置于拔牙窝内，同时行 8 字缝合固定胶原 图 49 。

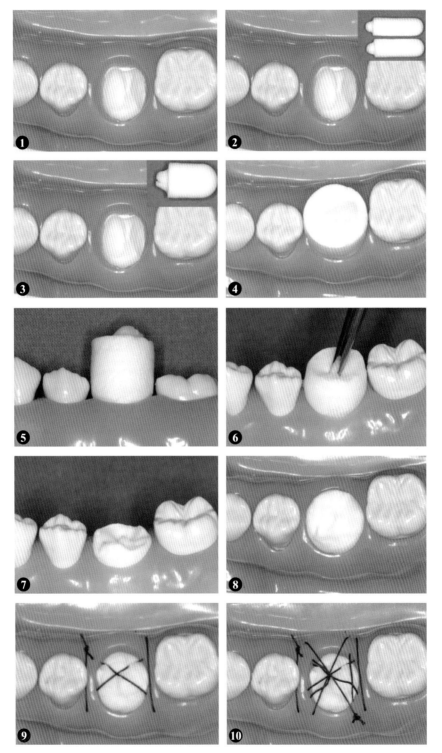

图 42　❶微创拔除患牙（殆面观）；❷2 粒 SS 号 TP；❸1 粒 M 号 TP；❹M 号 TP 置入拔牙窝（殆面观）；❺M 号 TP 置入拔牙窝（颊侧观）；❻M 号 TP 垂直压入拔牙窝；❼M 号 TP 垂直压入拔牙窝（颊侧观）；❽M 号 TP 垂直压入拔牙窝（殆面观）；❾第一针：内 8 字缝合固定 TP（殆面观）；❿追加第二针：外 8 字缝合（殆面观）

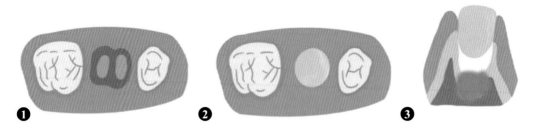

❶ ❷ ❸

图 43 ❶ 保护牙槽间隔，微创拔牙；❷ M 号 TP 置入拔牙窝（𬌗面观）；❸ M 号 TP 置入拔牙窝（矢状位）

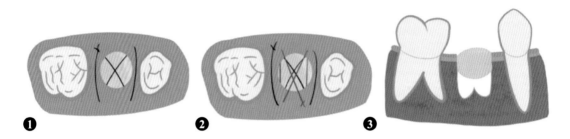

❶ ❷ ❸

图 44 ❶ 近中龈乳头出膜龈联合水平进针内 8 字缝合；❷ 外 8 字缝合，线结异侧；❸ M 号 TP 置入拔牙窝（纵剖面观）

　　术后 1 周拆除创口缝线。术后 5 个月，患者回来复查准备行种植治疗，拍摄曲面断层和 CBCT，可见 47 位点保存成骨良好，牙槽窝内可见清晰的骨小梁结构，且 46 远中牙槽嵴顶与 48 近中牙槽嵴顶基本在一个水平线上，可见明显的牙槽嵴顶骨皮质白线结构，说明泰立普固胶原成骨效果非常好 **图 50** 。

　　口内可见牙槽嵴顶宽度良好，颊侧有充足的角化龈保留。局部麻醉后，按照后牙区标准的 H 形切口设计，切开牙槽嵴顶黏骨膜，翻瓣，暴露牙槽嵴顶，可见 47 位点保存后成骨效果良好，逐级备洞，植入诺保科 active 直径 4.3mm，长度 10mm 种植体一枚，初期稳定性良好，放置覆盖螺丝，一针 8 字缝合 **图 51** 。

　　种植术后 3 个月，拍摄曲面断层片，见种植体骨结合良好，牙槽嵴顶黏膜良好，行二期手术，放置愈合基台 **图 52** 。

　　取模型，转移，加工上部修复牙冠，戴入口内，拍摄根尖片见种植体、修复基台和上部牙冠就位连接良好，且种植体肩台有明显的平台转移成骨，为后期种植体的长期稳定奠定了基础 **图 53** 。

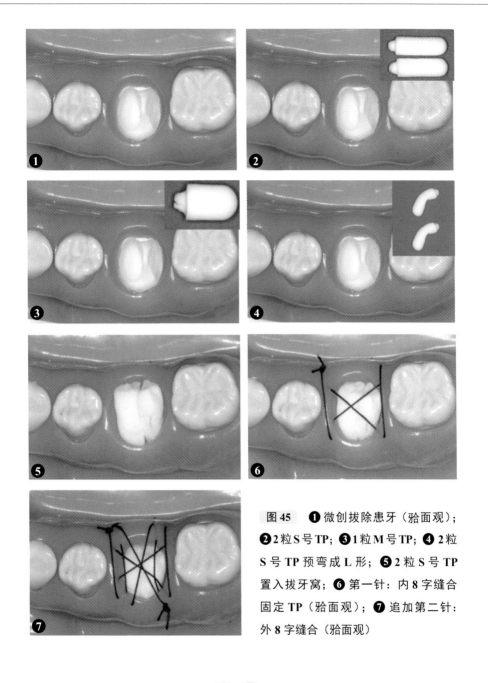

图 45　❶ 微创拔除患牙（船面观）；
❷ 2 粒 S 号 TP；❸ 1 粒 M 号 TP；❹ 2 粒
S 号 TP 预弯成 L 形；❺ 2 粒 S 号 TP
置入拔牙窝；❻ 第一针：内 8 字缝合
固定 TP（船面观）；❼ 追加第二针：
外 8 字缝合（船面观）

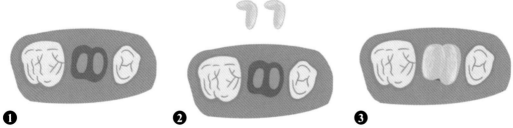

图 46　❶ 保护牙槽间隔，微创拔牙；❷ 2 粒 S 号 TP 预弯成 L 形；❸ TP 置入拔牙窝

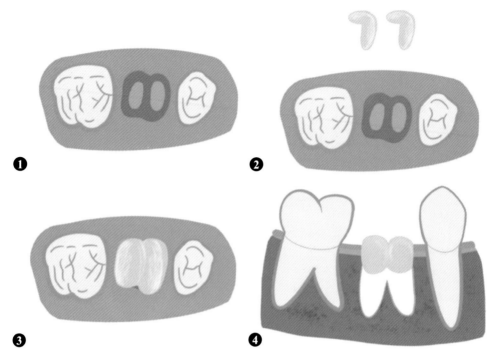

图 47 ❶ 近中龈乳头，膜龈联合水平进针内 8 字缝合；❷ 外 8 字缝合，线结异侧；❸ S 号 TP 置入拔牙窝（矢状位）；❹ TP 置入拔牙窝（纵剖面观）

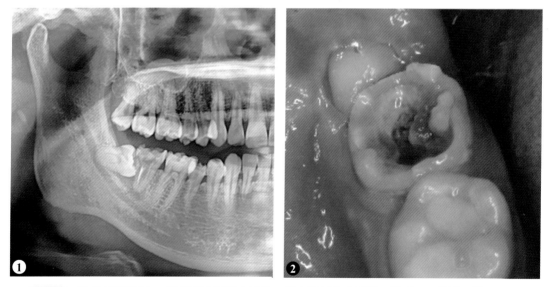

图 48 ❶ 曲面断层示 47 牙根管内可见充填物，根尖周低密度阴影，接近下牙槽神经管，48 牙近中水平阻生；❷ 术前口内照

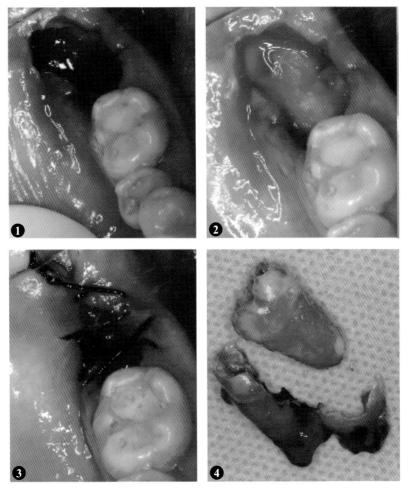

图 49 ❶❹ 拔除 47 牙和 48 牙；❷ 放置泰立普固胶原；❸ 8 字缝合固定胶原

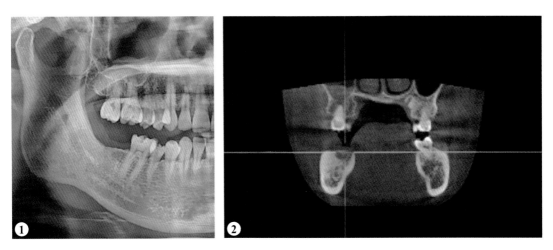

图 50 ❶ 术后 5 个月曲面断层；❷ 术后 5 个月 CBCT 影像

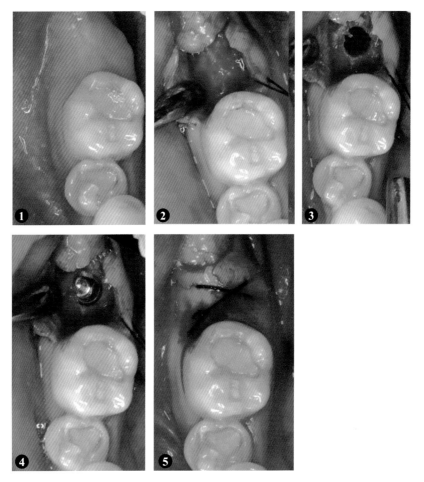

图 51 ❶ 术前口内照；❷ H 形切口设计，切开牙槽嵴顶黏骨膜，翻瓣；
❸ 逐级备洞；❹ 植入种植体；❺ 缝合

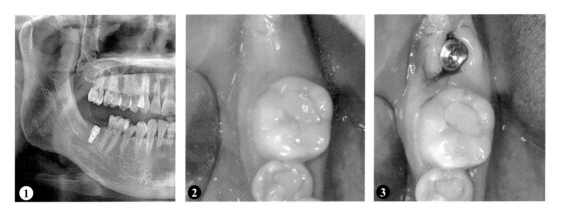

图 52 ❶ 术后 3 个月曲面断层；❷ 口内照；❸ 行二期手术，放置愈合基台

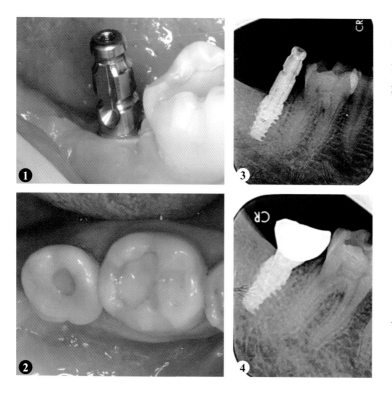

图 53 ❶❷ 最终修复取模、戴牙；❸❹ 戴牙前后根尖片

病例 6

患者青年男性，自诉右上颌后牙疼痛半年余，近期活动加重。口腔内检查发现 16 牙位Ⅲ度松动，有压痛，颊侧可见明显的膨隆，挤压有脓性分泌物，扪之颊侧牙槽骨几乎全部缺损，但角化龈比较完整，属于Ⅰ型，骨板属于 C 型，17 牙有Ⅰ度松动，考虑原因为 17 近中牙槽骨吸收所致，曲面断层可见 16 牙槽窝全部为低密度阴影，按照 Toshiro Kodama 教授 Pile-up（TP+TD）理念Ⅰ型 + C 型，我们对 17 牙进行根管治疗，尝试保留，16 牙拔除后用泰立普固胶原行牙槽嵴保存术，根据保存的效果，不排除后期种植时再行骨增量手术 **图 54** 。

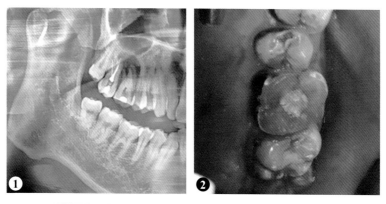

图 54 ❶ 17 行根管治疗后的曲面断层；❷ 口内照片

具体手术过程如下。用 15C 号手术刀沿 16 颊腭侧牙周膜内切开，分离角化龈和肉芽组织，将 16 牙拔除后，彻底清理拔牙窝肉芽组织，特别注意 17 近中牙根表面清理，必要时可以用球钻清理，尤其是注意已经污染的松质骨的处理，按照方案 A 的泰立普固胶原的放置方法，放置 M 号胶原，缝合固定 **图 55**。

术后 1 周拆除创口缝线。术后 5 个月，患者回来复查准备行种植治疗，拍摄曲面断层和 CBCT，可见 16 位点保存成骨良好，牙槽窝内可见部分骨小梁结构，且 15 远中牙槽嵴顶与 17 近中牙槽嵴顶基本在一个水平线上，可见一条不是特别清晰的牙槽嵴顶骨皮质白线结构，从之前整个牙槽窝空虚的结构，到现在的成骨影像，说明泰立普固胶原成骨效果非常好 **图 56**。

口内可见牙槽嵴顶宽度良好，牙槽嵴顶及颊侧有良好的牙龈覆盖。局部麻醉后，按照后牙区标准的 H 形切口设计，切开牙槽嵴顶黏骨膜、翻瓣、暴露牙槽嵴顶，可见 16 位点保存后成骨效果，逐级备洞，行上颌窦内提升手术，让上颌窦底皮质骨带着种植体实现初期稳定，植入诺保科 pmc 直径 4.3mm，长度 11.5mm 种植体一枚，初期稳定性良好，放置覆盖螺丝，缝合创口 **图 57**。

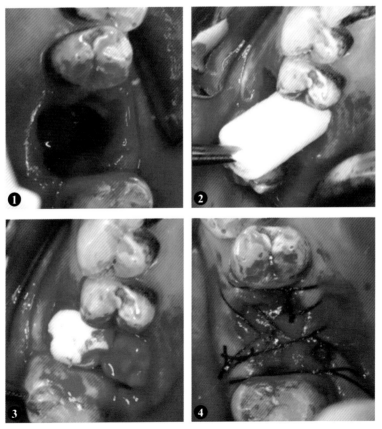

图 55 ❶ 拔除 16 牙，清理肉芽；❷❸ 放置 M 号泰立普固胶原；❹ 缝合固定

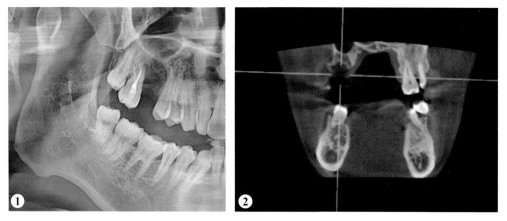

图 56　❶ 术后 5 个月曲面断层；❷ 术后 5 个月 CBCT 影像

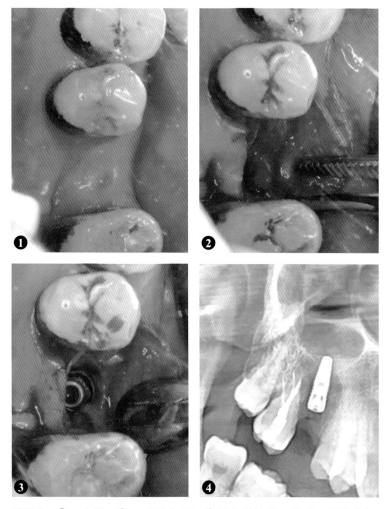

图 57　❶ 口内照；❷ 16 牙位切开；❸ 植入种植体；❹ 术后影像学表现

种植术后 3 个月，种植体最终骨结合后，行二期手术，放置愈合基台，取模型，最终修复戴牙，修复基台及上部烤瓷牙冠戴入口腔内，根尖片显示种植体周围的骨密度较种植体即刻植入时明显增高，且种植体植入时位置离开牙槽嵴顶约 3mm，现在根尖片显示种植体肩台至牙槽嵴顶明显的进一步成骨，为后期种植体的长期稳定奠定了基础 **图 58** 。

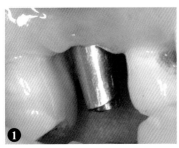 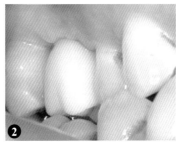 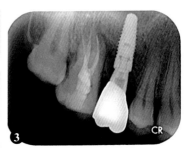

图 58 ❶ 修复基台；❷ 牙冠戴入；❸ 戴入牙冠后的根尖片影像

五、小结

泰立普固胶原用于不同解剖牙位的位点保存技术是 Toshiro Kodama 教授 Pile+up 技术的核心内容，也是教授 30 余年一直潜心研发并不断开拓的技术。自 2018 年听了 Toshiro Kodama 教授系统的胶原组织再生高级系列课程之后，我在胶原位点保存应用方面有了更加系统的学习并展开应用。本章中，我们展示了前牙区、前磨牙区及磨牙区的牙槽嵴保存术，根据不同牙位解剖结构特点，个性化的应用泰立普固胶原进行位点保存，均取得了非常好的软硬组织再生的效果，为我们在临床位点保存应用方面开拓了简单又高效的新思路。

第3章 胶原在即刻种植中的应用

一、即刻种植

即刻种植（immediate implant placement）是指在牙齿拔除后立即或24h内进行种植体植入的方法。即刻种植是最受患者欢迎的手术流程，可以在很大程度上减少患者因缺牙带来的心理影响。然而即刻种植即刻修复具有较高的治疗风险，尤其是在前牙美学区。因此，临床医师应该认真评估患者牙齿局部情况和全身情况，分析治疗的难度和风险，确定是否可以进行即刻种植。我们在总结即刻种植文献和经验的基础上，和大家分享借助泰立普固胶原来简化即刻种植、即刻修复的流程，减少患者的痛苦，并达到长期稳定的效果。

（一）即刻种植的流程优势

1. 减少手术次数　将拔牙和种植合为一次，减轻患者痛苦，患者更容易接受。

2. 减少缺牙周期　尤其在前牙区即刻种植，很多情况可以做到即刻修复，这样可以减少患者拔牙后的缺牙周期，从而减少患者的心理不适。

3. 缩短治疗周期　拔牙后的骨改建和种植后的骨结合，两个周期可以相互结合，从而缩短了整体的治疗周期。

4. 获得前牙区更好的美学效果　牙齿拔除后软硬组织都会发生明显的改建，造成种植美学修复的难度加大。通过即刻种植的方法，避免拔牙翻瓣、损伤膜龈联合和切开导致的手术瘢痕，更好地保留天然牙的美学基础，获得更好的美学效果。

（二）即刻种植的风险因素

1. 创口关闭困难　拔牙创口即刻种植比其他类型种植更难达到初期创口关闭，尤其是后牙区存在两个牙根或三个牙根的情况，拔牙窝明显大于种植体，很难达到创口初期的严密关闭。

2. 初期稳定性难以获得　种植体与拔牙窝大小和形态的不一致使即刻种植比其他类型种植更难获得良好的初期稳定性。种植体的初期稳定性通过种植体与基骨直接接触获得，即刻种植中通常存在种植体周围骨缺损，只能通过将种植体植入根方骨下3～4mm区域以获得初期稳定性，而该区域主要为松质骨。

3. 牙槽骨吸收不可避免　越来越多的研究证实，即刻种植不能防止拔牙后牙槽骨改建。这种改建会导致颊侧和舌侧骨质吸收，在颊侧尤为明显，提示即刻种植后存在龈缘退缩的美学风险。

4. 种植体三维位置难以把控　在延期种植中，各向阻力趋于接近，种植体更容易植入准确的位置中。而在即刻种植中的位点中，由于唇侧阻力小，腭侧阻力大，由于术者经验不足、对车针控制能力不足，更容易发生种植体整体偏向唇侧或种植体肩台偏向唇侧的问题，继而造成唇侧软组织的退缩。

（三）即刻种植的适应证

1. 种植位点无急性根尖周病和牙周病。

2. 拔牙窝具备完整的四侧骨壁。

3. 拔牙窝唇侧骨板具有足够的厚度，不能＜1mm。

4. 无法保留的患牙根尖区有根尖周肉芽肿但范围局限。

5. 拔牙窝根方有至少 3～5mm 骨量，保证种植体能获得足够的初期稳定性。

6. 患者为中龈或厚龈生物型，没有牙龈萎缩。

7. 牙周健康。

8. 最好为非吸烟患者。

（四）即刻种植的禁忌证

1. 外伤牙，唇侧骨板折裂，软组织水肿。

2. 急性炎症期的根尖周病和牙周病。

3. 患牙周围软组织蜂窝组织炎。

4. 下牙槽神经管、上颌窦和鼻腔底解剖位置限制种植体获得初期稳定性。

5. 患者对于软组织轮廓和形态美学要求较高。

在即刻种植中，首先应遵循无创拔牙原则拔除患牙，注意保护牙槽骨壁，并刮净牙槽窝。再根据骨质情况逐级或极差备洞，植体的植入深度应遵循 3A2B 原则。根据情况选择愈合基台或临时修复体封闭创口。

单纯即刻种植对拔牙位点软硬组织的维持效果并不理想。临床上常用即刻种植联合其他技术，以获得理想的软硬组织的美学效果，包括良好的龈乳头形态和唇侧龈缘位置等。根据多位学者的研究，以下是目前临床上常用的补偿吸收的方法和技术：① Daniel Buser 教授的用低降解率的 Bio-oss 充填跳跃间隙的方法；② Dennis Tarnow 的双区植骨技术（dual zone technique），也就是把即刻种植体的间隙分为了软组织水平和骨水平两个部分，该技术的核心是，植骨材料不仅放在跳跃间隙，还要放在龈缘至牙槽嵴顶之间的唇侧间隙，也就是两个区域都植骨，以达到最佳的软组织轮廓维持的效果；③ Hom-Lay Wang 的三明治植骨技术（sandwich bone graft），也就是在即刻种植过程中，利用自体骨屑接触种植体表面螺纹，再用脱矿的同种异体骨覆盖，最后一层用不可降解的或用低降解率的骨替代材料覆盖，达到三明治植骨的效果；④ Eiji Funakoshi 的开放膜技术（open barrier membrane），也就是即刻种植后牙槽窝表面用不可吸收的 PTFE 膜覆盖，但是膜的表面是暴露的，每天用棉签蘸双氧水（过氧化氢溶液）擦洗保持清洁约 6 周，待植骨材料稳定后再行去除 PTFE 膜，这样牙龈可以很快愈合；⑤ Toshiro Kodama 教授发明的泰立普固胶原，结合他的 Pile-up 理念应用于即刻种植技术，但是 Toshiro Kodama 教授强调在跳跃间隙充填人工合成的磷酸三钙（因为磷酸三钙可以完全降解成骨，既达到了充填跳跃间隙，又达到了在种植体螺纹表面是完全的成骨效果），表面覆盖泰立普固胶原，这样既结合了磷酸三钙的成骨作用，又有泰立普固胶原封闭拔牙窝，防止唾液、细菌、食物残渣等进入种植间隙的作用。

下面我们结合泰立普固胶原在不同解剖分区（前牙区、前磨牙区、后牙区）即刻种植要点，对临床上应用 TP 胶原行即刻种植的经验进行详细描述。

二、TP 在前牙区即刻种植中的应用

即刻种植在前牙区和后牙区是有所不同的。在前牙区，不仅考虑种植体长期的功能性稳定，还要考虑长期的美学稳定，维持软硬组织丰满度，防止其退缩。

2018 年国际口腔种植学会（ITI）发布了关于全新的即刻种植共识性结论：根据种植时机和负重时机的不同选择，即刻种植即刻修复属于 1A 型，而 1A 型是一项复杂的外科和修复程序，应当由经验丰富的医生进行操作。而且 1A 型方案只有当患者为本占优势（patient-centred advantages）时才予考虑，应满足以下情况：①拔牙窝骨壁完整；②厚龈生物型；③颊侧骨板厚度至少 1mm；④种植位点无急性炎症；⑤患者有良好的依从性；⑥种植体有足够的初期稳定性；⑦植入扭矩 25～40N·cm；⑧合理设计临时修复体的咬合方案。

而在满足适应证的情况下，Kan 等提出，根据牙根长轴和牙槽突的方向，以及唇侧骨板厚度、根尖区骨性倒凹的情况，做了前牙区的几个分型。①Ⅰ型：牙槽突与牙体长轴方向基本一致，唇侧骨板厚度＞ 1mm，牙根与唇侧骨板紧贴。②Ⅱ型：牙槽突与牙体长轴方向不一致，呈内倾性深覆𬌗状态，又分为 A 型（唇侧骨板厚度＞ 1mm）和 B 型（唇侧骨板厚度＜ 1mm 且根尖区剩余牙槽骨较薄）。③Ⅲ型：牙槽突与牙体长轴方向基本一致，唇侧骨板厚度＜ 1mm。④Ⅳ型：牙槽突与牙体长轴方向不一致，唇侧骨板厚度＜ 1mm 或缺如，牙槽突特殊类型，上下颌为前突型，根尖区上方基底骨多狭窄，牙槽突唇侧根尖上方有骨凹陷，牙根与唇侧骨板紧贴。⑤Ⅴ型：牙槽突与牙体长轴方向基本一致，唇侧骨板厚度＜ 1mm，牙槽突形态为直型，牙根腭侧骨较厚，根尖区上方基底骨较宽，牙根短

图59 。

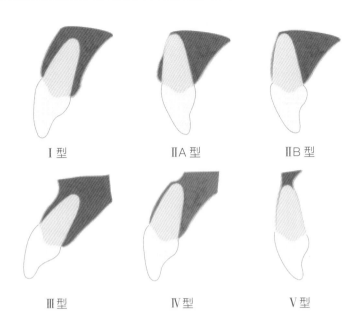

Ⅰ型 ⅡA型 ⅡB型

Ⅲ型 Ⅳ型 Ⅴ型

图59 不同的前牙区牙根长轴和牙槽突长轴的分类

即刻种植后即刻修复，可以利用即刻的临时修复体封闭拔牙窝，维持并保护血凝块，最重要的是，在愈合期间给充填在跳跃间隙的泰立普固胶原提供足够的机械支持和压力，也就是起到挤压泰立普固胶原的目的，不让胶原移位，从而达到封闭跳跃间隙、促进胶原成骨和软组织转化的目的。即刻临时修复体的制作方法有很多种，包括术中取印模，口外制作临时修复体的技术；术中连接临时修复基台，口内直接堆叠树脂的修复方式；预先制作树脂壳，术中口扫CAD/CAM切削制作的Ti-base临时修复体等。考虑到操作的便利性、实效性和成本等因素，关键是更好地对胶原的挤压和维持效果，我们团队最常用的是口内直接堆叠的方式，但是这种方式需要特别注意无菌操作，控制感染；防止插拔临时基台或修整外形过程中导致胶原移位甚至脱出；制作完成的树脂临时修复体要求必须高度抛光。

（一）操作过程

在模型上演示11牙位使用TP做即刻种植，具体手术过程如下。

微创拔除患牙，使用lindermann钻在牙槽窝腭侧骨板上中1/3交界处与腭侧骨壁成45°，进钻、定点，进入2mm后变成正常植入的方向，使先锋钻长轴位于切牙切嵴与舌隆突连线上。按上述手法逐级扩孔、备洞（无须使用肩台成形钻和攻丝钻）。根据前牙美学区种植体植入的"3A2B"原则植入种植体。植入深度：植体肩台应与种植体腭侧骨板平齐（或稍低于腭侧骨板1mm），如果腭侧骨板缺损，不应行即刻种植。将SS号TP置入：先将TP椭圆形头部置于种植体近中，用剥离器轻轻推挤TP，使其进入种植体近中间隙，然后推向种植体唇侧及远中，TP进入龈缘以下，勿触及种植体螺纹。放置完成后，TP 应位于种植体肩台以上、龈缘以下，U 形置入。放置愈合基台：用剥离器将 TP 轻轻推向唇侧，暴露种植体肩台（勿将 TP 推进种植体跳跃间隙）；将愈合基台旋入，推挤 TP 向唇侧，随着愈合基台顺时针旋入就位，TP 被挤压固定（因 TP 质地较韧，外部孔隙率较好，可用血管钳夹持 TP 外侧防止其移位），可见 TP 将角化龈推开，撑起角化龈轮廓。

缝合（如果做即刻修复，不建议缝合）：在种植体近远中龈乳头处各行一针 8 字缝合（勿缝合龈谷部位，勿穿入 TP），缝合时注意不要使 TP 移位 图60 。

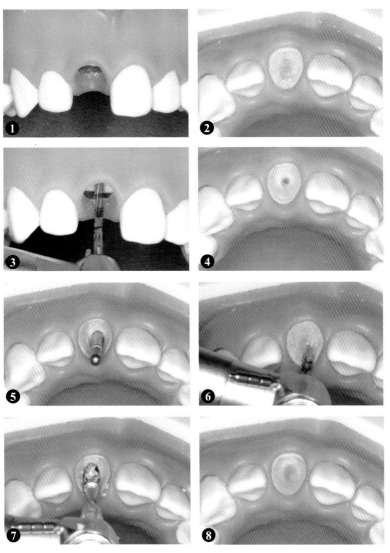

图 60　❶ 微创拔除患牙（唇侧观）；❷ 微创拔除患牙（𬌗面观）；❸ lindermann 钻定位（唇侧观）；❹ 定位点（𬌗面观）；❺ 放置平行杆；❻ 2.2 麻花钻扩孔；❼ 3.8 麻花钻扩孔；❽ 备洞完成（𬌗面观）

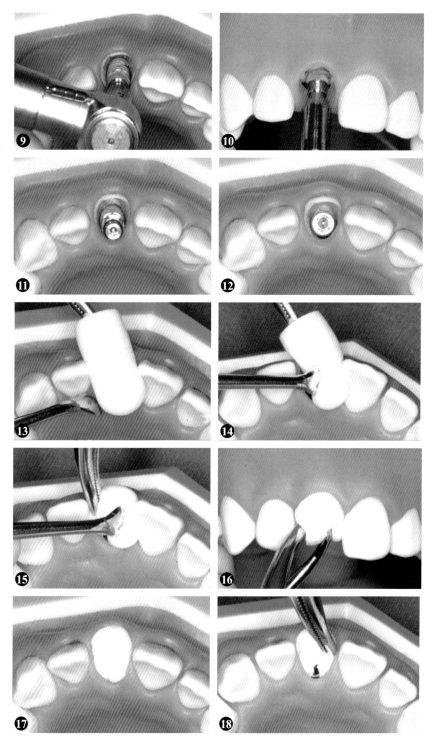

图 60 （续） ❾ 植入种植体（殆面观）；❿ 植入种植体（唇侧观）；⓫ 植体植入位置（殆面观）；⓬ 植体植入深度（殆面观）；⓭ 放置 SS 号 TP；⓮ 向近中间隙轻轻推挤 TP 椭圆形头部；⓯ TP 推向种植体唇侧及远中（U 形放置）；⓰ 向唇侧轻轻推挤 TP；⓱ TP 放置完成（殆面观）；⓲ 血管钳辅助固位 TP

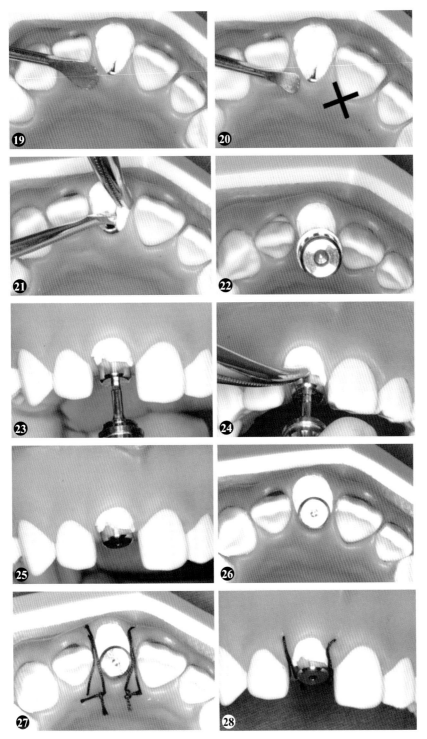

图 60　（续）　**⑲** 选用合适剥离器（尺寸合适）；**⑳** 选用合适剥离器（尺寸偏小）；**㉑** 向唇侧轻推 TP，暴露植体肩台；**㉒** 放置愈合基台；**㉓** 放置愈合基台（唇侧观）；**㉔** 血管钳辅助固定 TP，防止 TP 移位；**㉕㉖** . TP 放置完成；**㉗㉘** 缝合固 TP

即刻修复：转修复科医生，进行上部即刻修复的临时修复体制作。

以示意图方式进一步展示前牙区即刻种植泰立普固胶原放置过程与操作要点和细节图 61 、 图 62 。

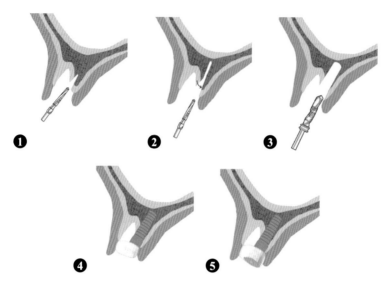

图 61　❶ 腭侧骨板上中 1/3 交界处备洞；❷ 使长轴位于切牙切嵴与舌隆突之间的连线上；❸ 逐级扩孔；❹ 植入种植体，同时 U 形放置 TP；❺ 放置愈合基台

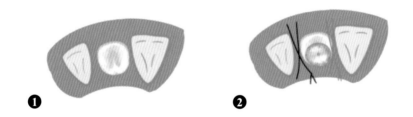

图 62　❶ TP 放置近远中及颊侧，维持唇侧丰满度并放入愈合基台；❷ 缝合固定 T

（二）典型病例

病例 7

患者青年男性，12 牙位桩核冠脱落余留残根，口内见残根唇侧边缘位于牙槽突以下，龈缘稍红肿，术前 CBCT 示唇侧骨板完整，牙槽突处骨板厚度约 1.5mm，根尖无炎症，且有足够的骨量，能满足种植体的初期稳定性。牙槽突长轴与牙根长轴方向不一致，属于ⅡA 分型。为减少手术次数，缩短治疗周期，且能维持现在的龈缘和龈乳头状态，遂拔除后行即刻种植即刻修复治疗，应用胶原来进行软硬组织增量。

　　具体手术过程如下。微创拔除 12 牙，清除拔牙窝内的肉芽组织，用先锋钻定位，指示杆检查备洞的位置和方向，逐级扩孔，植入种植体。放入 TP，放置愈合基台。转修复，制作临时修复体。经过高度打磨，抛光的临时修复体戴入口内，调𬌗（正中咬合无接触，前伸、侧方无阻挡）。4 个月后复查，口腔卫生欠佳，牙龈无红肿，龈缘及龈乳头高度良好。取模，放置转移杆，检查转移杆是否就位，比色，最终修复 **图 63** 。

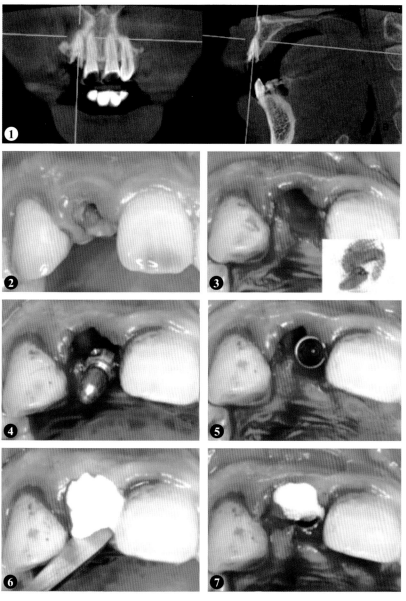

　　图 63　❶ 术前冠状位与矢状位 **CBCT** 表现；❷ 术前口内照；❸ 微创拔除残根；❹ 指示杆检查种植窝洞的位置和方向；❺ 植入种植体；❻ 填塞胶原；❼ 调整胶原的 U 形位置

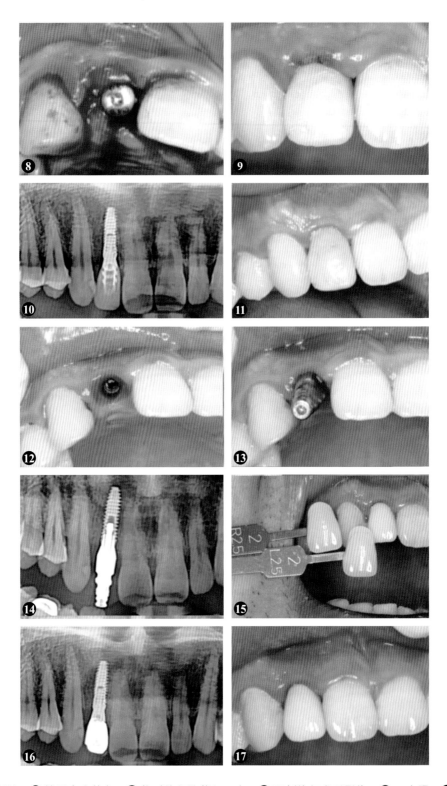

图 63 （续）❽放置愈合基台；❾临时修复体戴入口内；❿即刻修复术后影像；⓫口内照；⓬穿龈袖口；⓭安放转移杆；⓮X线片示转移杆就位；⓯比色；⓰戴入修复体；⓱永久修复体戴入后影像

需要特别指出的是，本病例患者即刻种植即刻修复后，口腔卫生条件较差，笔者推断在一定程度上影响了的泰立普固胶原在前牙区即刻种植即刻修复的应用效果，这也是我们在 2018 年刚开始应用的时候没有注意到的问题，所以在后续的应用中，我们开始特别强调这一点。

病例 8

患者中年男性，11 牙位和 21 牙位桩核冠修复多年，现出现桩核冠修复折断情况，口内见 11 牙和 21 牙连冠修复，牙龈为厚龈生物型，牙龈健康，无红肿及炎症，术前 CBCT 示唇侧骨板完整，牙槽突处骨板厚度约 2mm，根尖无炎症，且有足够的骨量，能够满足种植体的初期稳定性。牙槽突长轴与牙根长轴方向一致，属于 I 类分型。为减少手术次数，缩短治疗周期，且能维持现在的龈缘和龈乳头状态，遂拔除后行即刻种植即刻修复治疗，应用胶原来进行软硬组织增量 **图 64**。

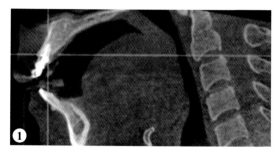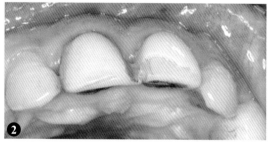

图 64　❶ 术前矢状位 CBCT；❷ 术前口内照片

具体手术过程如下。微创拔除 11 牙和 21 牙，注意保护唇侧骨壁完整性以及唇侧的角化龈，清除拔牙窝，用先锋钻定位，指示杆检查备洞的位置和方向，逐级扩孔，植入诺保科（Nobel）cc 直径 4.3mm，长度 13mm 种植体 2 枚，初期稳定性良好，扭矩在 35N·cm。放入 TP，放置愈合基台。转修复，制作临时修复体 **图 65**。

4 个月后，临时修复体更换为最终修复体，采用氧化锆基台，戴入口内可见牙龈形态良好，唇侧丰满度良好，影像学见种植体骨结合良好。说明我们在保证患者口内卫生良好情况下，采用泰立普固胶原完全可以实现前牙美学区即刻种植、即刻修复的软硬组织美学要求 **图 66**。

当然，对于一些前牙区极限骨缺损或骨壁厚度在 1mm 左右的临界值上的病例，如果进行即刻种植存在风险，选择用泰立普固胶原做位点保存，成骨后再行种植体植入，同期少量骨增量效果会更佳。但是，也有一种更好的折中方法，就是利用泰立普固胶原良好的促进成骨效果和成软组织效果的优点，我们可以在即刻种植后，放置胶原的时候，刻意将胶原放置在高于或突出于龈缘 2mm 的位置，靠临时修复体的挤压来维持胶原的韧性和位置，从而达到临床想要的效果。

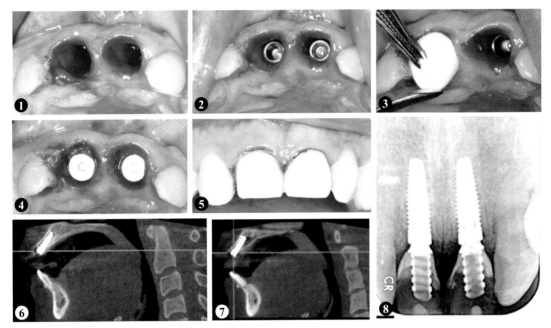

图 65　❶ 微创拔牙；❷ 植入种植体；❸ 放置 TP；❹ 放置愈合基台；❺ 临时修复体制作后戴入；❻❼ 种植体植入后 CBCT 矢状位检查位置和方向，见跳跃间隙无任何充填材料；❽ 即刻修复后根尖片

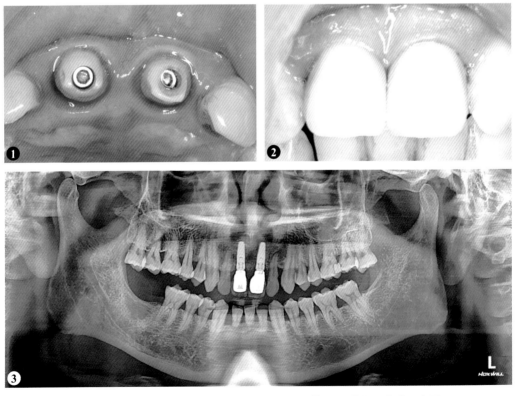

图 66　❶❷ 4 个月后最终修复的口内照片；❸ 最终修复后的曲面断层

病例 9

患者年轻女性，自诉右上门牙变色 1 年余，近期根尖处有脓包形成。口内见 11 牙冠近龈缘部位变黑，11 牙有扭转，牙龈为薄龈生物型，角化龈尚健康，稍红肿，无炎症，术前 CBCT 示唇侧骨板在牙槽突处完整，骨板厚度约 2mm，根尖处骨板缺损约 5mm 长度，有明显低密度影，但是牙槽突长轴有足够的骨量，能满足种植体的初期稳定性，且牙根有明显的外吸收表现。牙槽突长轴与牙根长轴方向一致。为减少手术次数，缩短治疗周期，且能维持现在的龈缘和龈乳头状态，遂拔除后行即刻种植即刻修复治疗，但需要将胶原放置在高于或突出于龈缘 2mm 的位置，靠临时修复体的挤压来维持胶原的韧性和位置，应用胶原来进行软硬组织增量，甚至希望可以通过胶原将薄龈生物型变成中龈生物型甚至厚龈生物型 **图 67** 。

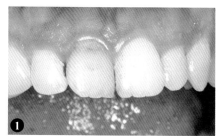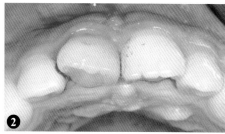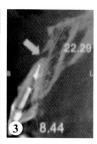

图 67　❶❷ 术前口内照；❸ 矢状位 **CBCT**

具体手术过程如下。微创拔除 11 牙，可见 11 牙位腭侧有外吸收，根尖处连带出肉芽组织，注意保护唇侧牙槽突处骨壁完整性及唇侧的角化龈，清除拔牙窝，用先锋钻定位，指示杆检查备洞的位置和方向，逐级扩孔，先用 1/3 大小的 S 号胶原放置进入根尖区唇侧骨板缺损处，然后植入诺保科 active 直径 3.5mm、长度 13mm 种植体一枚，初期稳定性良好，扭矩 35N·cm。放入剩余的 2/3 的 TP，注意将胶原放置在高于或突出于龈缘 2mm 的位置，放置愈合基台。转修复，制作临时修复体，注意戴入临时修复体时，还是要保证对胶原的持续挤压，同时还要保持胶原高于龈缘 2mm **图 68** 。即刻修复后矢状位 CBCT 显示种植体植入位置良好，因胶原不显影，可以看到跳跃间隙内是空虚的影像。

术后 4 个月患者复查，再次拍摄矢状位 CBCT，显示种植体肩台部位唇侧有 3mm 的骨量，且唇侧原来的骨缺损处已经有新骨形成，根尖处可见清晰的唇侧骨板的皮质骨白线，种植体螺纹内有明显的骨长入，说明骨结合良好 **图 69** 。

口内见临时修复体周围很干净，患者口腔卫生维持较好，牙龈边缘形态恢复良好，且因为胶原软组织增量的效果，牙龈由薄龈生物型变成了中龈生物型的状态，取下临时修复体，见种植体周软组织袖口形态良好，唇侧骨板突度和外形良好，进行前牙美学区传统的个性化印模修复 **图 70** 。

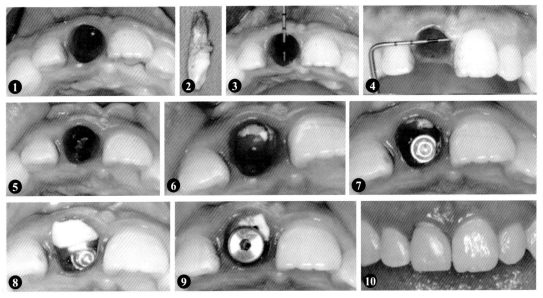

图 68 ❶ 微创拔牙；❷ 拔除的牙齿完整，腭侧有外吸收，根尖有肉芽组织；❸ ❹ 牙槽窝唇腭向和近远中向的宽度；❺ 先锋钻备洞；❻ 1/3 大小的 S 号胶原放置进入根尖区唇侧骨板缺损处；❼ 植入种植体；❽ 剩余 2/3 胶原放置；❾ 拧入愈合基台；❿ 临时修复体戴入，注意胶原高出龈缘 2mm

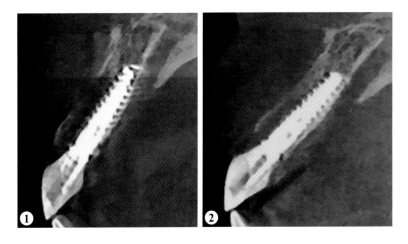

图 69 ❶ 术后即刻矢状位 CBCT 显示种植体位置，跳跃间隙是空虚的；❷ 术后 4 个月矢状位 CBCT 显示成骨良好，种植体骨结合良好

最终修复体戴入口内，见龈乳头外形轮廓良好，牙冠形态与龈乳头边缘协调一致，根尖片示种植体骨结合良好，牙槽嵴顶有明显的平台转移骨形成 图 71 。

我们知道，单个牙位的前牙美学区即刻种植，其临床要求虽然比较高，但是很多医生还是可以很轻松地掌握，然而多个前牙美学区即刻种植按照 ITI 指南来讲，属于绝对 SAC 难度分类中的高难度、高风险病例，这就给我们的临床工作带来了很大挑战。我们通过近 4 年应用泰立普固胶原做位点保存，以及应用于即刻种植软硬组织保存的理念，实现了前牙高风险区域的即刻种植即刻修复，保证了远期美学效果，下面以病例展示我们应用的临床效果。

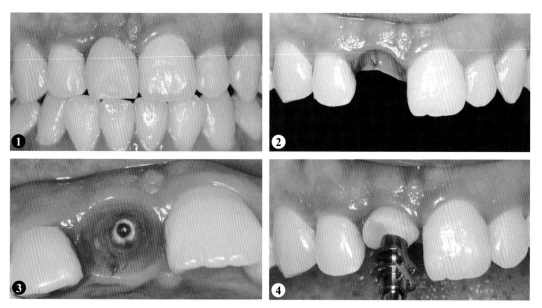

图 70　❶ 口内见临时修复体维持牙龈组织形态良好；❷ 牙龈由薄龈生物型变成中龈生物型；❸ 软组织袖口良好；❹ 进行个性化印模

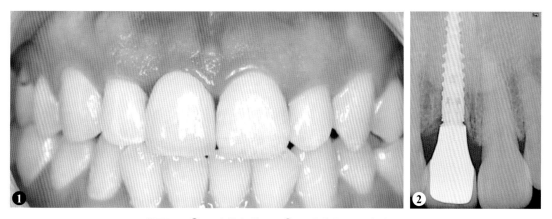

图 71　❶ 最终修复戴牙；❷ 最终修复后根尖片影像

病例 10

患者年轻女性，自诉前门牙牙龈发黑两年余，牙根位置有反复肿胀的脓包，扣之疼痛。口内检查见 13～23 牙位为桥体连接，牙龈边缘可见明显的黑色，牙龈为中龈生物型，角化龈尚健康，11 和 21 根尖区可见脓包，术前 CBCT 示唇侧骨板在牙槽突处尚完整，骨板厚度约 1.5mm，12～22 根尖处可见明显的低密度阴影，其中 11 和 21 根尖区唇侧骨壁有缺损，但是牙槽突长轴至鼻底位置有足够的骨量，能满足种植体的初期稳定性。牙槽突长轴与牙根长轴方向不一致。为减少手术次数，缩短治疗周期，且维持现在的龈缘和龈乳头状态，患者本身也有强烈的即刻修复要求，遂行拔除后即刻种植、即刻修复治疗，即刻种植的位点为 13、11、21、23，同时行即刻修复，12 和 22 根尖炎症非常严重的位置用泰立普固胶原行位点保存手术，这样可以保证即刻修复的龈缘外形，也可以靠位点保存来修复缺牙处的骨量，以期达到后续较好的美学效果 **图72** 、 **图73** 。

具体手术过程如下。先将烤瓷牙冠破除，可见桩核冠，分别将 13～23 牙位的牙齿拔

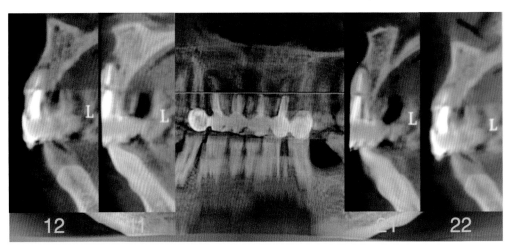

图72 矢状位 CBCT 显示不同牙位骨质情况

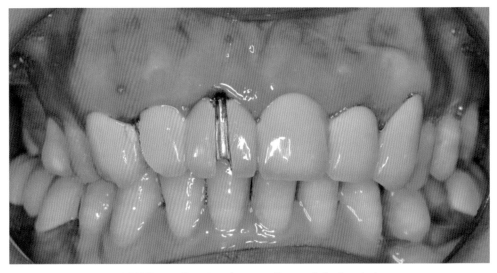

图73 术前口内照片，11 牙位已经准备破冠治疗

除，注意微创，不损伤唇侧骨板和唇侧角化龈，在 13、11、21、23 的位置逐级备洞，植入诺保科 active 和 cc 两种型号的种植体，初期稳定性均放置在 35N·cm 以上，为即刻修复做准备 **图74** 。

在 13、11、21、23 种植体上放置临时修复基台，同时在修复基台和牙龈之间的间隙

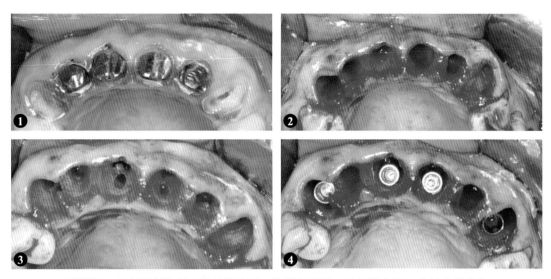

图 74　❶ 拆除烤瓷冠后课件桩核冠；❷ 微创拔牙；❸ 逐级备洞；❹ 植入种植体

充填泰立普固胶原，在 12 和 22 牙位放置胶原做位点保存，尽量不用缝线缝合，单纯靠上部临时义齿来固定和维持胶原的位置和形态，同时注意胶原放置位置高于牙龈 2mm，这样有利于软组织增量，拍摄 CBCT，矢状位显示种植体跳跃间隙是空虚的，除胶原外，未做任何骨替代材料的充填 **图 75** 。

　　种植体植入术后 4 个月，矢状位 CBCT 显示种植体骨结合良好，唇侧可见 2mm 以上的间隙成骨，这样就为前牙区种植的长期美学提供了保障 **图 76** 。

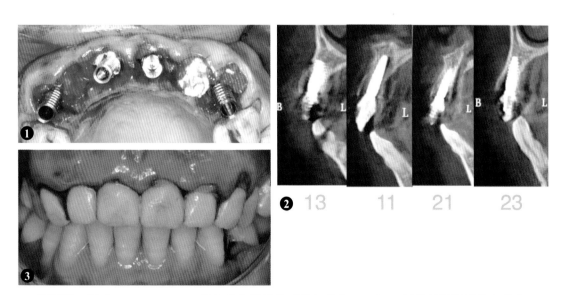

图 75　❶ 在 13、11、21、23 种植体上放置临时修复基台，12 和 22 牙位放置胶原位点保存，❷ 矢状位 CBCT 显示种植体三维位置；❸ 即刻修复后口内照

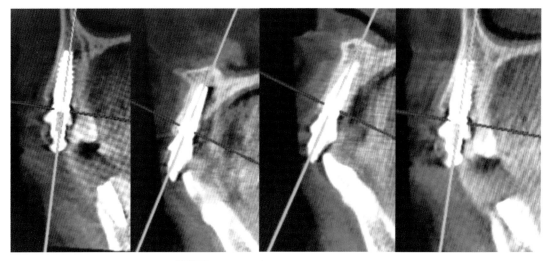

图76 术后 4 个月矢状位 CBCT 表现

患者口腔内卫生条件良好，将临时牙冠拆下后，可见不管是即刻修复的龈缘形态，还是位点保存位置的成骨，均展示了良好的效果，进行个性化印模，制作上部最终修复体，修复基台戴入，永久修复牙冠粘接固位，曲面断层显示种植体情况 **图 77** 。

术后 18 个月患者复查，口内显示牙冠形态色泽均良好，曲面断层显示种植体肩台部位无明显骨吸收，效果稳定 **图 78** 。

根据 Fernando 在 2013 年发表的关于前牙区种植的 3A2B 原则，我们知道在前牙区即刻种植中，对种植体植入位置的要求最为重要，但是即刻种植的拔牙窝在唇侧没有骨壁，种植体植入过程中更容易向唇侧薄弱的拔牙窝方向位移，这就给临床操作带来了很大的困难，而数字化种植技术的出现很好地解决了上述问题。以下展示了应用最新的数字化技术结合泰立普固胶原在前牙区即刻种植、即刻修复的效果。

病例 11

患者年轻男性，因打篮球导致上颌两颗前牙折断一周余。口内检查见 11 牙位近中牙体残片，表面有炎性肉芽组织覆盖，21 牙腭侧折断至骨面以下 2mm，唇侧角化龈基本健康，为薄龈生物型，低位笑线。术前 CBCT 示唇侧骨板尚完整，骨板厚度约 2mm，且牙根长轴方向与牙槽突长轴方向一致，牙槽突长轴至鼻底位置有足够的骨量，能满足种植体的初期稳定性。为减少手术次数，缩短治疗周期，且维持现在的龈缘和龈乳头状态，患者本身也有强烈的即刻修复要求，遂拔除后行即刻种植、即刻修复治疗。为了保证更好的长期效果，我们采用数字化导板引导下种植，保证种植体植入的三维位置，间隙同样用泰立普固胶原进行充填，来保证即刻修复的龈缘外形 **图 79** 。

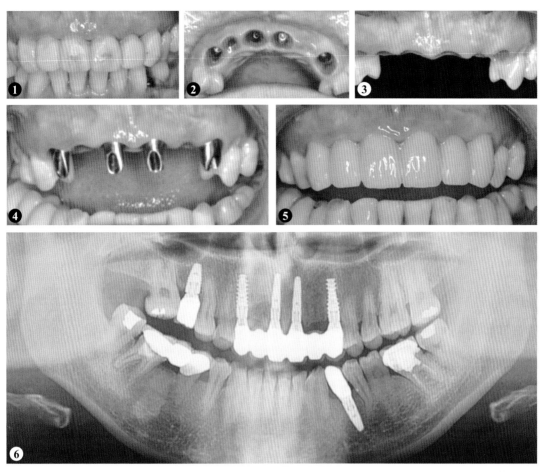

图 77　❶ 临时修复体卫生条件良好；❷❸ 拆除后见龈缘形态良好；❹ 试戴修复基台；**E.** 上部修复牙冠戴入；**F.** 曲面断层检查就位情况

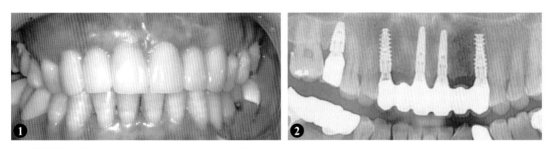

图 78　❶ 术后 **18** 个月复查口内照；❷ 曲面断层照显示种植体肩台部位无明显骨吸收，效果稳定

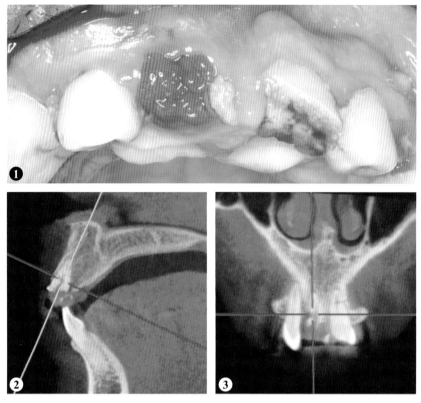

图 79　❶ 外伤后口内照；❷ ❸ CBCT 影像

对患者进行 3shape 口扫，将 CBCT 获取的 DICOM 格式的数据与 3shape 获取的数据在导板设计软件中匹配，遵照 Fernando 的关于前牙区种植的 3A2B 原则进行种植体植入位点的设计，同时要照顾到上部修复牙冠的位置，因为最终要遵照以修复为导向的种植设计方案，具体方案见 图 80 。

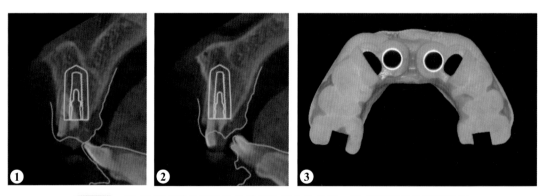

图 80　❶ ❷ 数字化导板设计的种植体植入的位置；❸ 打印好的数字化导板

　　微创拔除两颗外伤牙，试戴数字化外科导板，检查导板就位情况，可见导板检查窗，从 2.0 直径麻花钻逐级备洞，注意水冷却，可以将导板拿下来用探针检查备洞的情况 **图 81** 。

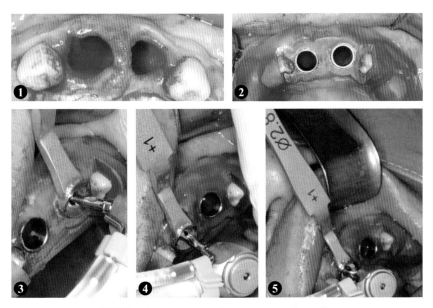

图 81　❶ 微创拔牙；❷ 试戴导板；❸～❺ 逐级备洞

　　取下导板检查备洞的位置和方向，分别植入威高直径 3.8mm、长度 13mm 的种植体两枚，扭矩均在 35N·cm 以上，拧入愈合基台后，在唇侧间隙按照标准的方法放置泰立普固胶原，并用 CBCT 检查种植体植入精确度偏差 **图 82** 。

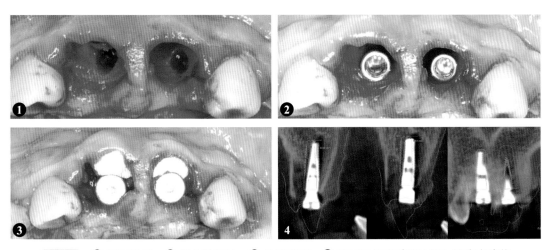

图 82　❶ 取下导板；❷ 植入种植体；❸ 放置胶原；❹ CBCT 检查种植体植入精确度偏差

临时修复体制作，注意咬合调整及口腔卫生保持。4个月后患者复诊行最终修复，摘下临时修复体，可见 11 和 21 龈缘形态良好，唇侧骨板厚度及外形弧度良好，行个性化印模制作，戴入最终修复体，根尖摄影检查种植体骨结合情况 **图 83**。

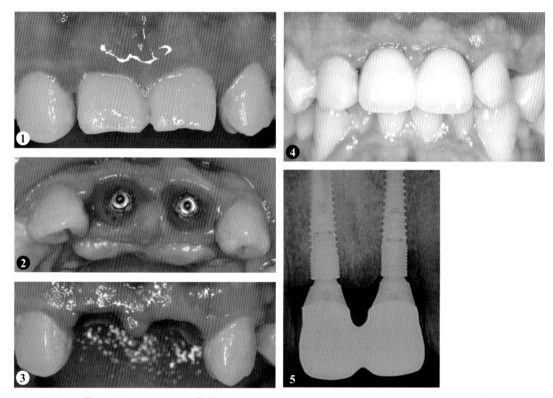

图 83 ❶ 即刻修复后照片；❷❸ 摘下临时修复体，可见 11 及 21 龈缘形态良好；❹ 4 个月后，种植体骨结合后戴入最终修复体照片；❺ 根尖影像片

（三）小结

泰立普固胶原用于前牙美学区即刻种植即刻修复技术，是笔者在 Toshiro Kodama 教授 Pile-up 技术的基础上进一步的延伸。教授在进行前牙即刻种植时，在跳跃间隙总是会充填磷酸三钙，上面在覆盖胶原，这样充分利用了磷酸三钙的成骨效能，同时又发挥了胶原组织再生的效果。我们完成了上百例前牙区即刻种植、即刻修复的病例，均未在跳跃间隙充填骨替代材料，开拓了一种简单化的前牙美学区即刻种植、即刻修复的新方法。综合分析，笔者认为成功的核心因素在于以下几点。

- 充分把握前牙美学区即刻种植的适应证。
- 微创拔牙，保存唇侧骨板和角化龈。
- 遵照 3A2B 原则设计种植体植入的三维方向。
- 初期扭矩的获取，允许即刻修复。

- 合理正确的胶原放置的方法。
- 即刻修复对胶原持续性的挤压，并维持胶原的位置。
- 咬合的调整及口腔卫生的维持。

三、TP 在前磨牙区即刻种植中的应用

（一）操作过程

在模型演示前磨牙区应用 TP 做即刻种植，具体过程如下。

微创拔除患牙，用 lindermann 钻 / 三棱钻 / 皮质骨钻，偏腭侧，定位，备洞约 5mm，检查位置和方向。更换 2.0 先锋钻，预备至正常植入深度。更换扩孔钻，逐级扩孔，备洞（无须使用肩台成形钻和攻丝钻）。植入种植体。植入深度：①颊侧骨板完整，应与颊侧骨板平齐或植入骨下 1mm；②颊侧骨板不完整，应以腭侧骨板作为参照，植入腭侧骨板水平下 1mm。放置 TP。因前磨牙间隙较小，所以即刻种植建议先放置 TP 于近远中和颊侧间隙，先将 TP 椭圆形头部置于种植体近中，用剥离器轻轻推挤 TP，使其进入种植体近中间隙，然后推向种植体颊侧及远中，TP 进入龈缘以下，勿触及种植体螺纹。放置完成后，TP 应位于种植体颈部以上、龈缘以下，U 形置入。放置愈合基台。原则上 5mm 高度的愈合基台放置后应平龈或高出牙龈 1mm；将 TP 以 U 形放置后，基本上 TP 可充满整个间隙，然后用剥离器向颊侧轻轻推挤，撑开间隙，暴露种植体肩台（勿将 TP 推进种植体跳跃间隙）；将愈合基台旋入，推挤 TP 向颊侧，随着愈合基台顺时针旋入就位，TP 被挤压固定（因 TP 质地较韧，外部孔隙率较好，可用血管钳夹持 TP 外侧防止其移位），可见 TP 将角化龈推开，撑起角化龈轮廓。做间断、圈型或 8 字缝合，在近远中向固定 TP 图 84 。

以示意图方式进一步展示前磨牙区即刻种植泰立普固胶原放置过程与操作要点和细节 图 85 ～ 图 87 。

（二）典型病例

病例 12

患者中年男性，左上颌牙龋坏数年，未行任何治疗，近期疼痛加重。口内检查见 25 残冠，近中龋坏至骨下 2mm，冷刺激敏感，颊侧牙龈完整，未扪及明显的骨壁缺损。术前 CBCT 示唇侧骨板尚完整，骨板厚度约 1mm，有颊腭侧两个根，颊侧根尖稍有低密度阴影，牙槽间隔至上颌窦底骨高度约 6mm，腭侧根至上颌窦底约 1.5mm 距离。为减少手术次数，缩短治疗周期，遂行拔除后行即刻种植治疗，但牙槽间隔至上颌窦底距离不够，因此我们需要同期进行上颌窦底内提升术，间隙同样用泰立普固胶原进行充填，必要时内提升我们同样采用泰立普固胶原来充填 图 88 。

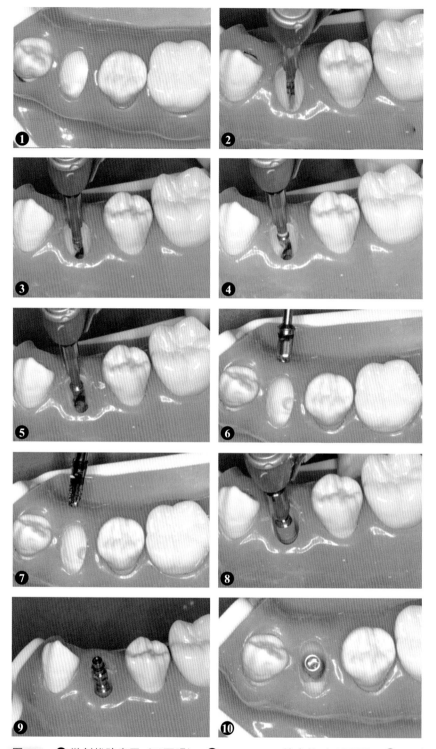

图84 ❶微创拔除患牙（殆面观）；❷lindermann 钻定位（殆面观）；❸2.2 麻花钻扩孔；❹3.8 麻花钻扩孔；❺4.3 麻花钻扩孔；❻无须使用肩台成形钻；❼无须使用攻丝钻；❽植入种植体；❾植入种植体（唇侧观）；❿植入种植体（殆面观）

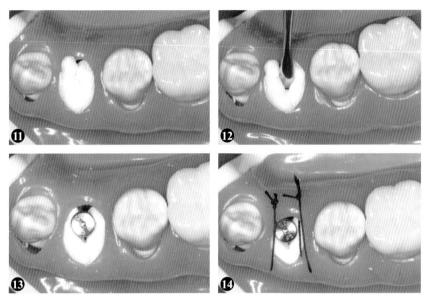

图 84 （续）⓫ U 形放置 TP（殆面观）；⓬ 向颊侧轻推 TP，暴露植体肩台；
⓭ 放置愈合基台（殆面观）；⓮ 缝合固定 TP（殆面观）

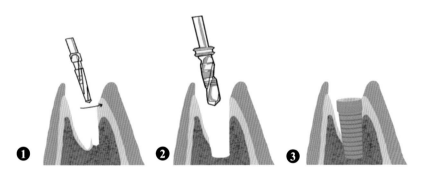

图 85 ❶ 先锋钻偏腭侧备洞 5mm；❷ 逐级扩孔；❸ 若颊侧骨板完整，植入种植体
参考颊侧骨板以下 0.5～1mm；若颊侧骨壁有缺损，以腭侧骨壁为参考，植入到骨下
0.5～1mm

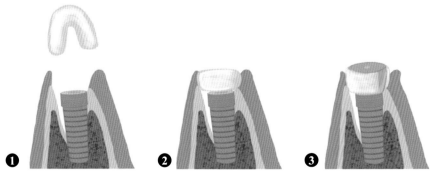

图 86 ❶ 将 TP 呈 U 形放置；❷ 位于种植体肩台以上，龈缘以下；❸ 成形后放入
愈合基台

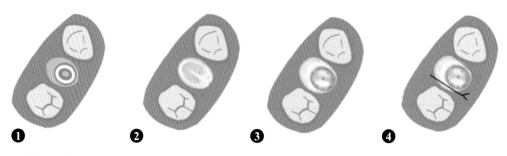

图 87　❶❷ TP 放置，使近远中及颊侧维持良好的唇侧丰满度；❸ 放入愈合基台；❹ 缝合固定创口

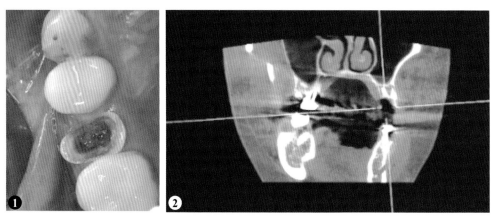

图 88　❶ 术前口内照片；❷ 术前 CBCT

微创拔除病灶牙，注意清理拔牙窝内的肉芽组织，逐级备洞后，用骨凿进行内提升手术，提升高度约 3mm，植入诺保科直径 4.3mm，长度 10mm 种植体一枚，初期稳定性良好，放置泰立普固胶原及 5mm 高愈合基台，缝合固定 图 89 。

术后曲面断层可见提升后种植体尖端进入上颌窦内，可见提升后的皮质骨骨块。4 个月后复查 CBCT，可见内提升术后成骨明显，且种植体颊侧间隙有 2mm 以上的骨形成，说明种植体骨结合良好。取模，制作最终修复体。修复基台戴入口内后，扭矩 35N·cm，暂封后粘接上部牙冠，拍曲面断层片提示种植体、修复基台、上部牙冠连接良好 图 90 。

病例 13

患者老年男性，自诉左上颌后牙行烤瓷牙冠治疗近 10 年，近期咬硬物后感觉牙冠松动，伴有疼痛，特来医院就诊。口内检查见 24 牙冠松动，牙龈稍红肿。术前 CBCT 示唇侧骨壁完整，桩核冠折断，根尖有小面积的低密度影，根尖距离上颌窦底约 5mm。为减少手术次数，缩短治疗周期，遂行拔除后行即刻种植治疗，牙槽嵴顶距离上颌窦底距离足够，可以植入常规长度种植体，间隙同样用泰立普固胶原进行充填 图 91 。

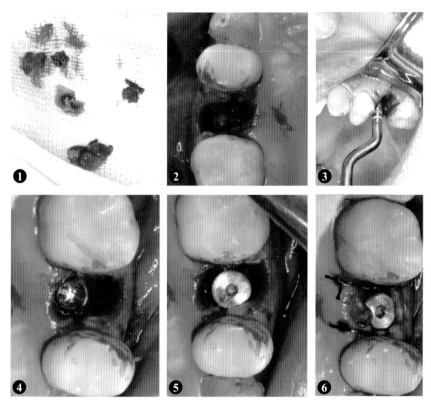

图 89　❶❷ 微创拔牙；❸ 骨凿进行内提升手术；❹ 植入种植体；
❺❻ 放置泰立普固胶原和愈合基台

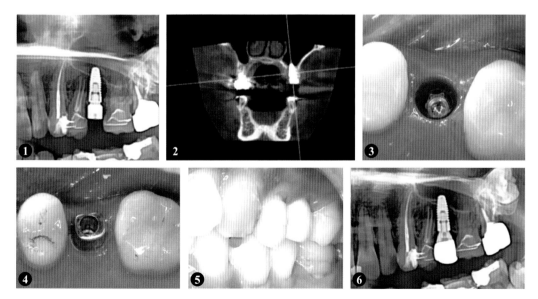

图 90　❶ 种植术后即刻曲面断层片；❷ 术后 4 个月 CBCT；❸ 拧下愈合基台，见软组织袖口良好；❹ 拧入修复基台；❺ 戴入上部修复牙冠颊侧观；❻ 戴牙后曲面断层片

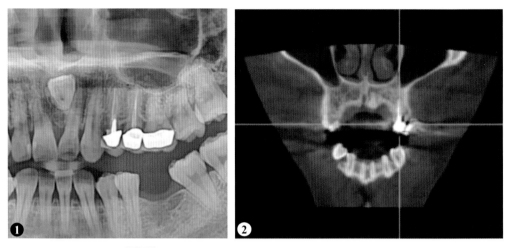

图 91　❶ 术前曲面断层片；❷ 术前冠状位 CBCT

　　具体手术过程如下。微创拔牙，注意保护颊侧角化龈，清理干净肉芽组织后，逐级备洞，植入诺保科 active 直径 3.5mm，长度 10mm 种植体一枚，初期稳定性良好，放置泰立普固胶原，拧入愈合基台，缝合固定胶原，拍 CBCT 示种植体三维位置良好 **图 92** 。

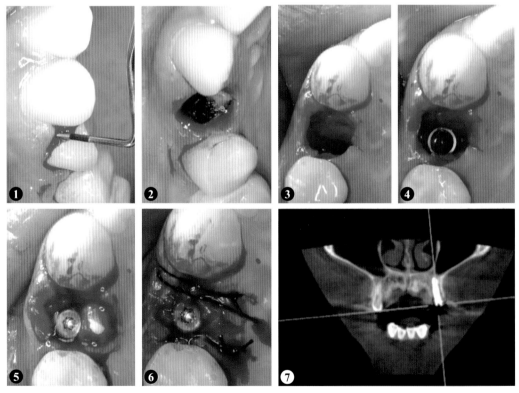

图 92　❶ 用探针探查颊侧骨壁；❷ 拔除牙冠；❸ 清理拔牙窝；❹ 植入种植体；❺ 放入泰立普固胶原，拧入愈合基台；❻ 缝线固定；❼ 冠状位 CBCT 观察种植体位置

　　术后 1 周拆除创口缝线，可见由于泰立普固胶原良好的软硬组织再生的效果，愈合基台近远中的创口已经实现了初步的软组织愈合，比正常拔牙创口软组织愈合的 4～6 周缩短了数周，这样也可以防止食物残渣、菌斑等不良刺激因素进入到即刻种植的间隙里面。拍摄 X 线片见种植体骨结合良好，取模，修复戴牙。曲面断层片示种植体、修复基台与牙冠连接就位良好。术后 18 个月复查，见种植体肩台无明显骨吸收，骨结合稳定 **图 93** 。

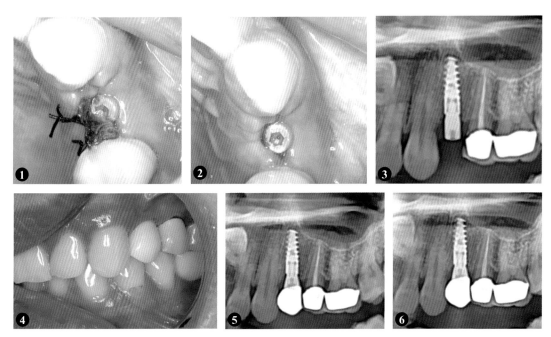

图 93　❶ 术后 1 周拆线；❷ 拆线后；❸ 术后 4 个月曲面断层；❹ 戴牙后口内照；❺ 戴牙后曲面断层；❻ 18 个月复查曲面断层

（三）小结

　　前磨牙区因为牙槽窝独特的形态，区别于前牙和磨牙区；而且前磨牙拔牙窝具有近远中间隙小，颊舌侧间隙大的特点，也就是近似于一个扁的椭圆形，这样种植体植入后，可以靠近远中的窄小间隙获得挤压的初期稳定性，而颊舌侧比较大的间隙，可以靠泰立普固胶原放置于种植体肩台和龈缘之间，起到封闭间隙、促进软硬组织再生的目 的，这样就达到了我们即刻种植规避很多缝线的要求。但是这项技术的核心在于应用宽径的愈合基台，同时高度要 5mm，这样可以借助于愈合基台的作用，在愈合基台和牙龈之间去挤压住泰立普固胶原，防止其移位，起到真正的封闭作用。

四、TP 在磨牙区即刻种植中的应用

与前牙区和前磨牙区拔牙窝相比，磨牙区拔牙窝通常是多根牙，因此具有一系列独特的临床情况。解剖学风险上，因为存在有上颌窦、下牙槽神经、颌骨密度异常，以及较大的拔牙窝等风险因素，对磨牙区即刻种植提出了重大挑战。尽管如此，磨牙区即刻种植具有与延期种植相同的成功率。而且磨牙区即刻种植除了减少患者的手术次数和缩短总体治疗时间方面的优点外，还可以很好地预测结果，其修复和手术效果也较好。

磨牙区即刻种植成功的关键因素是无翻瓣拔牙和种植体初期稳定性。在磨牙区即刻种植选用超宽种植体（＞6mm）与大直径的定制愈合基牙或临时牙冠修复体一起放置时，能更有效地保留牙槽嵴尺寸和软组织结构。考虑到磨牙部位的独特修复因素，正确的三维方向种植体植入将有助于改善临床效果，可以获得更好的、更适合解剖学外形的牙根和牙冠轮廓，从而消除或最小化颊舌和近中向食物嵌塞。从诊断、拔牙到修复，磨牙区需要注意的细节和特征在本质上不同于前牙及单根牙。

（一）如何微创拔牙

在准备进行磨牙区即刻种植时，临床医生应在创伤最小且无翻瓣的情况下拔除多根前磨牙和磨牙，并且最大限度地保留牙槽间隔（笔者认为牙槽间隔保存的成功与否是磨牙区即刻种植成功的重要因素）。具体的拔除策略是将多根牙切分为单个牙根，以进行轻度单根松动、脱位和拔除。下颌磨牙可以沿颊舌方向半切；一旦牙齿的冠部缩小，牙根可能会脱位，通常挺的时候朝向牙槽中隔，以遵循牙根弯曲的路径进行轻度去除。上颌磨牙可能会被三等分，冠部缩小，牙根也会在个体的弯曲路径上轻轻地脱位，大多数上颌第一前磨牙都有两个牙根，为避免牙根断裂，通常在近中矢状面方向进行半切以去除单个牙根 **图94** 。

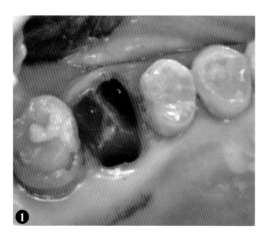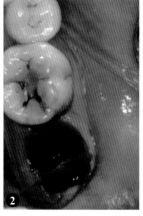

图94 ❶ 上颌第一磨牙拔除后可见三个根的拔牙窝，牙槽间隔完整；
❷ 下颌第一磨牙拔除后可见两个根的拔牙窝，牙槽间隔完整

在拔牙之前，先使用探针仔细识别牙根分叉的位置至关重要。一旦确定牙根分叉的位置，裂钻或火焰状高速钻的尖端就会被放置在合适的位置，可以进行精确的牙根切除（有医生尝试使用超声骨刀切割，但是笔者觉得效率相对较低，一般不采用）。在尝试拔除牙根之前，可以通过放射学检查进行确认。尽量选择拔牙专用薄的、锥形、长柄高速钻用于分开牙根。应注意避免在牙根颊侧钻孔，以保护牙根颊侧骨板的完整性。拔除牙根后，在进行种植备洞之前，彻底清创和冲洗拔牙窝非常重要（可以用专用的清创的球钻或者激光等）。

（二）磨牙区即刻种植策略

植体的稳定性对任何即刻植入的种植体的成功至关重要。在前牙区，种植体的稳定性常通过将种植体放置在腭侧牙槽骨的位置来实现。然而，在磨牙区域，下颌骨的下牙槽神经管和上颌窦的位置通常会妨碍种植体顶端到牙槽窝的放置。因此，牙槽窝的形态本身对于在磨牙部位放置即刻种植体至关重要。Tarnow 等证实，将 6mm 宽的种植体放置在磨牙窝中，初始扭矩值仅为 15N·cm，种植体的存活率仅为 86%；而使用超宽植入物（7mm、8mm 或 9mm），初始扭矩通常达到 30N·cm 以上，从而使存活率达到 96%。

根据 Dennis Tarnow 即刻种植磨牙区分类，可以将牙槽窝分为以下 3 种类型 **图 95** 。

- A 型，牙槽间隔足以植入常规颈种植体（4.0～5.0mm 直径种植体），牙槽间隔顶端离开釉牙骨质界至少 3～4mm，且种植体颈部四周有骨无螺纹暴露。
- B 型，牙槽间隔可以植入常规颈种植体，可以达到理想的初期稳定性，但种植体颈部有螺纹暴露，种植体暴露的螺纹和颊侧骨壁之间的间隙可以被血凝块快速充填，上部采用传统的愈合基台或非负重的临时修复体，这样即使没有在间隙里充填骨替代材料，种植体也可以实现良好的骨结合。

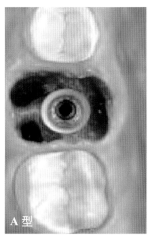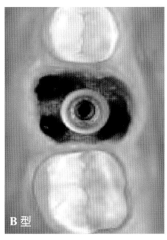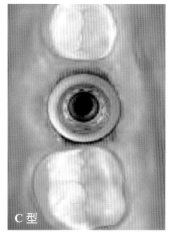

图 95　3 个不同的牙槽窝分类：A 型、B 型、C 型（引自 Dennis Tarnow）

● C 型，牙槽间隔高度不足或缺如，种植体的初期稳定性需要植入大直径的植入体才可以达到（6.0～9.0mm 直径种植体），这样种植体植入的时候可以紧贴拔牙窝的颊侧骨壁，也是因为磨牙区牙槽窝的颊侧骨板通常比前牙区厚，因此骨吸收、组织退缩、种植体稳定性的丧失并不是主要的风险因素，当然上部也需要大直径的愈合基台或非负重的临时修复体。

（三）操作过程

36 牙位的即刻种植，具体手术过程如下。

微创拔除患牙，用 lindermann 钻 / 三棱钻 / 皮质骨钻。在拔牙窝近远中向的牙槽间隔，定位备洞约 5mm，检查位置和方向；更换 2.0 先锋钻，预备至正常植入深度；更换扩孔钻，逐级扩孔，备洞（无须使用肩台成形钻和攻丝钻）；植入种植体。植入深度：①牙槽间隔完整，种植体应平牙槽间隔；②牙槽间隔不完整，应以颊舌侧骨板作为参考，植入腭侧骨板水平下 1mm。放置愈合基台：原则上 5mm 高度的愈合基台放置后应平龈或高出牙龈 1mm。放置 TP：先将 TP 椭圆形头部置于种植体近中，用剥离器轻轻推挤 TP，使其进入种植体近中间隙，然后推向种植体颊侧及远中，TP 进入龈缘以下，勿触及种植体螺纹。放置完成后，TP 应位于种植体颈部以上、龈缘以下，U 形置入。可见 TP 将角化龈推开，撑起角化龈轮廓，舌侧间隙可不予放置，用血凝块充填；缝合。在愈合基台近远中分别以圈形或 8 字缝合固定，防止 TP 脱位（缝合后舌侧角化龈与愈合基台之间的间隙缩小，临床上可见血凝块快速充填该舌侧间隙）**图 96**。

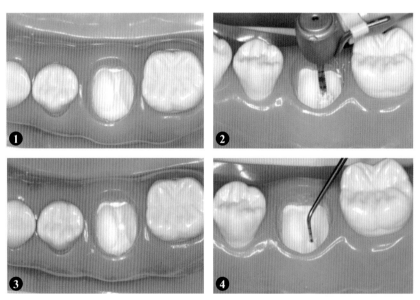

图 96　❶ 微创拔除患牙（𬌗面观）；❷ lindermann 钻定位；❸ 定位点（𬌗面观）；❹ 探针观察方向

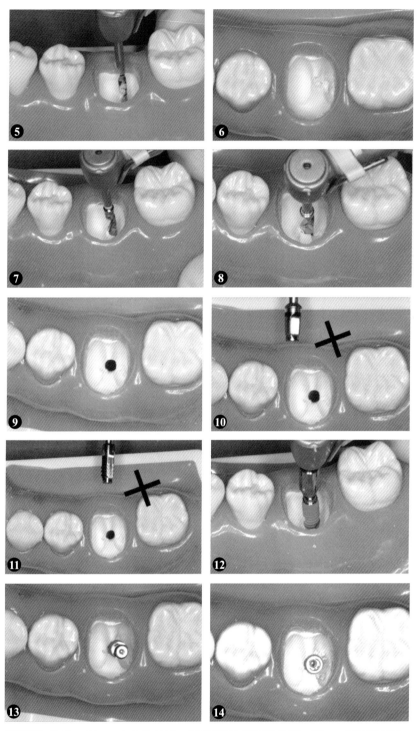

图 96 （续）❺ 2.2 麻花钻扩孔；❻ 观察种植窝洞位置；❼ 3.8 麻花钻扩孔；❽ 4.3 麻花钻扩孔；❾ 种植窝洞（骀面观）；❿ 无须使用肩台成形钻；⓫ 无须使用攻丝钻；⓬ 植入种植体；⓭ 植入种植体（骀面观）；⓮ 种植体植入深度（骀面观）

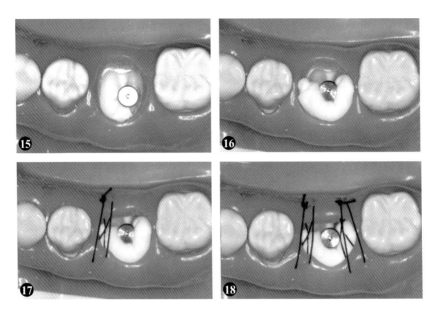

图 96 （续） ⑮ 放置愈合基台；⑯ U 形放置 TP（殆面观）；⑰ 缝合固定 TP
（殆面观）；⑱ 缝合固定 TP（殆面观）

用 lindermann 钻 / 三棱钻 / 皮质骨钻在拔牙窝近远中向的牙槽间隔，备洞约 5mm，观察轴向（颊舌向）位置是否正确。因牙槽间隔宽度、高度具有局限性，导致此位置的备洞机会仅此一次，所以，备洞时，应"稳"且"准"。此时不建议用球钻备洞，因为球钻容易打滑，这样会破坏牙槽间隔；另外不建议直接用 2.0 钻，同样容易打滑破坏牙槽间隔。

TP 放于颊侧及近远中可防止唾液等污染物进入跳跃间隙，快速充填跳跃间隙，支撑牙龈，促进伤口愈合 图 97 、 图 98 。

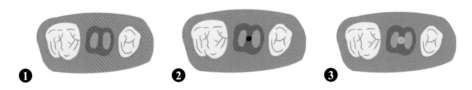

图 97 ❶ 保护牙槽间隔，微创拔牙；❷ 牙槽间隔定点，逐级扩孔；❸ 植入种植体

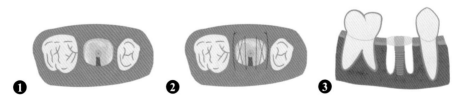

图 98 ❶ 置入愈合基台，填塞胶原；❷ 缝合固定胶原；❸ 置入愈合基台，填塞胶原（纵剖面观）

（四）典型病例

病例 14

患者中年女性，36 牙因深龋达龈下，累及根分叉，无法保留。曲面断层示，根尖周无明显炎症，牙槽间隔完整，近远中向宽度约 3mm，且根尖至下牙槽神经管的距离可满足种植体的初期稳定性。遂行即刻种植，放置愈合基台，牙槽窝间隙用泰立普固胶原封闭图 99 。

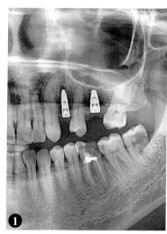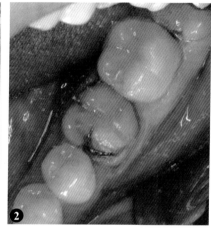

图 99　❶ 术前曲面断层；❷ 口内照片

具体手术过程如下。用涡轮机沿 36 牙颊舌侧向将近中根和远中根分离，用牙挺将近中根和远中根分别挺出，可见牙槽间隔是完整的，用 lindermann 钻在牙槽间隔进行定点，依次再用 2.0mm、3.5mm，4.3mm 诺保科 cc 工具盒的根形钻逐级备洞，注意备洞过程中保证牙槽间隔不破坏，形成一种牙槽间隔顶轻微折裂的状态，植入直径 4.3mm，长度 11.5mm 种植体一枚，肩台位于牙槽间隔以下 1mm，拧入 5mm 高愈合基台，沿着愈合基台按照上面模型操作指示的，将泰立普固胶原做 U 形置入，特别注意不要将胶原放置进入近远中牙根间隙内，而且缝合结束后的胶原表面最好还是白色，这样正好符合泰立普固胶原表面孔隙致密的特点，但是注意这个过程中胶原不能和唾液接触，接触后容易污染胶原孔隙，这样胶原软硬组织再生的效果就会大打折扣，甚至出现种植体表面螺纹污染的风险，导致种植失败 图 100 。

术后 1 周拆除创口缝线。4 个月复查曲面断层片，见种植体骨结合良好，近远中牙槽窝成骨良好，拆除愈合基台，可见非常好的软组织袖口形成。取模，制作最终修复体，拍曲面断层片确认种植体、修复基台和牙冠的连接。12 个月复查，曲面断层显示无明显骨吸收 图 101 。

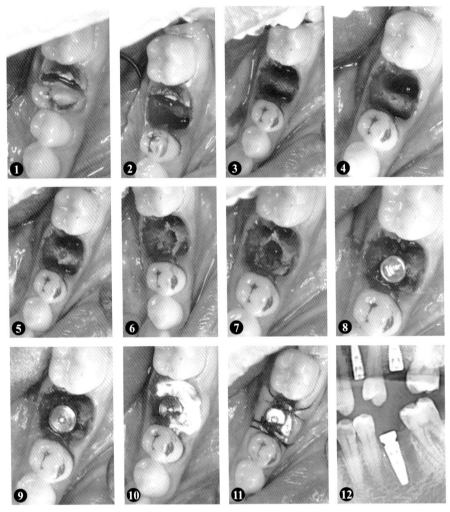

图 100　❶❷ 颊舌向分根；❸ 完整的牙槽间隔；❹～❼ 逐级备洞；❽ 植入种植体；❾ 放置愈合基台；❿ 放置胶原；⓫ 缝合固定胶原；⓬ 术后曲面断层片

在磨牙区即刻种植病例中，经常会遇到因为龋病、牙周病、根尖周病等导致牙槽间隔破坏的情况，这个时候我们就需要在即刻植入种植体的同时，配合上颌窦内提升手术，甚至需要结合一部分泰立普固胶原位点保存的理念，才可以实现种植体周围的软硬组织完全再生的目的。具体病例如下所述。

病例 15

患者中年男性，自诉右上颌后牙疼痛数月，吃饭咬东西时疼痛加重明显。口内检查见 17 牙位 Ⅱ 度松动，颊侧牙龈完整，但扣压颊侧骨板空虚，腭侧牙龈退缩约 3mm，牙根暴露。曲面断层示 17 牙行根管治疗，近中根尖可见明显的低密度阴影，冠状位 CBCT 示腭侧根低密度阴影，牙槽间隔被破坏，剩余牙槽间隔至上颌窦底的骨高度在 5mm 左右 **图 102**。

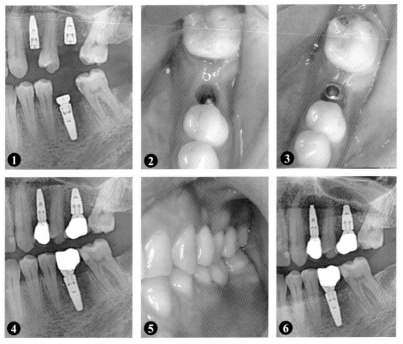

图 101 ❶ 术后 4 个月曲面断层；❷ 牙龈软组织袖口；❸ 戴入修复基台；❹ 戴牙后曲面断层；❺ 戴牙后口内照；❻ 12 个月复查曲面断层

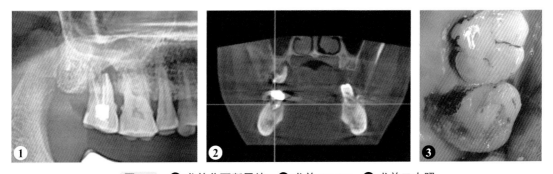

图 102 ❶ 术前曲面断层片；❷ 术前 CBCT；❸ 术前口内照

　　具体手术过程如下。微创拔除 17 牙，可见牙槽窝内没有牙槽间隔，为肉芽组织，将肉芽组织清理干净后，逐级备洞，植入诺保科直径 4.3mm，长度 11.5mm 种植体一枚，初期稳定性良好，拧入 5mm 高愈合基台，放置泰立普固胶原，缝合固定。一周后拆除缝线，可见愈合基台近中、颊侧及远中大面积的间隙缺损基本已经被胶原形成的软组织覆盖，这就为即刻种植提供了成功的保障 **图 103** 。

　　术后 4 个月 CBCT 显示种植体骨结合良好，种植体腭侧缺损处有大量的骨形成，口内软组织袖口良好，颊侧骨壁外形轮廓良好，有足够宽度的角化龈，取模型做最后上部修复。一年后复查曲面断层及 CBCT，种植体均显示良好且状态稳定 **图 104** 。

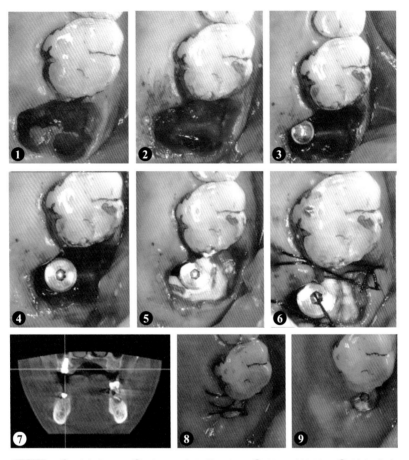

图 103　❶ 微创拔牙；❷ 清理干净肉芽组织；❸ 植入种植体；❹ 拧入愈合基台；❺ 放置泰立普固胶原；❻ 缝合固定；❼ 冠状位 CBCT；❽❾ 术后 1 周拆线

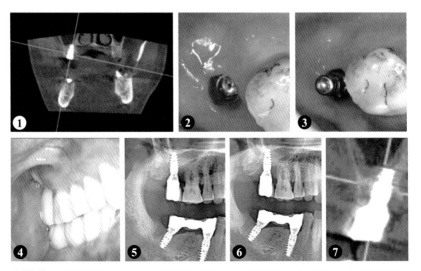

图 104　❶ 冠状位 CBCT；❷ 软组织袖口；❸ 转移；❹ 戴牙；❺ 戴牙后曲面断层；❻❼ 1 年后复查曲面断层和 CBCT

根据 Dennis Tarnow 磨牙区即刻种植的三种分类，其中有颊侧骨板缺损的，原则上不建议做即刻种植，这种情况更建议位点保存骨增量手术后，再行种植体植入术，才能达到更好的远期效果。但是这样的手术过程，手术疗程长，患者周期也长，而且需要反复手术，给患者在经济上和精神上带来双重压力。另外，就是在即刻种植的同期，翻起黏骨膜瓣，放置植骨材料同期覆盖胶原膜，这样可以达到一定的效果，但是患者术后反应大，而且手术操作复杂，因此，很多种植科医生和患者不愿意接受这种方案。故而结合我们国内的实际情况，如果能有一种更加简单有效的方法进行此类的即刻种植手术，无疑对降低种植医生手术的难度，减轻患者的痛苦都有重要意义。我们结合在磨牙区即刻种植的经验，提出来指压满足种植体可以有 30N·cm 以上的扭矩，同时拧入宽直径的愈合基台，高度需要 5mm 以上，配合 U 形胶原的放置，完全可以达到支撑颊侧没有骨壁支撑的角化龈，同时封闭间隙的目的，得到了良好的效果，我们看下面的病例。

病例 16

患者中年男性，自诉左下颌后牙疼痛数月，吃饭咬东西时疼痛明显加重。口内检查见 36 牙位 I 度松动，殆面可见充填物，颊侧牙龈退缩约 2mm，颊侧牙根暴露约 4mm，至牙根分叉都有暴露，探针探诊深度约 6mm，颊侧骨壁大范围缺损。曲面断层示 16 近远中根尖都有低密度阴影，根分叉也有破坏，根尖至下牙槽神经管的距离约 10mm，满足即刻负重种植体初期稳定性的要求 **图 105**。

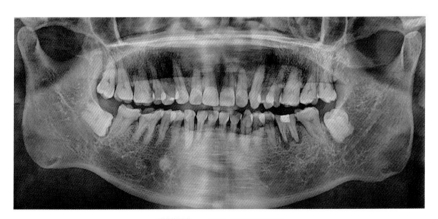

图 105　术前曲面断层片

具体手术过程如下。微创拔除 36 牙，因为 36 牙位颊侧缺少骨板支持，所以拔除过程中应特别注意保护好颊侧角化龈。我们先用涡轮钻将牙齿近远中分开，这样更容易挺出近远中根；清理干净肉芽组织，尤其注意将根尖区的炎性骨质清理干净，可见整个拔牙窝颊侧都是空虚的，包括颊侧骨板和大部分的牙槽间隔部位都是缺损的，这样对我们种植体植入位点的把控要求就更高了。先锋钻定位，裂钻逐级备洞，植入诺保科 active 直径 4.3mm、长度 11.5mm 种植体一枚，初期扭矩约 40N·cm，拧入 5mm 高度的愈合基台，沿着愈合基台的近中、颊侧至远中这个顺序 U 形放置一枚 S 号胶原，不建议放 SS 号和 M 号的胶原，因为 SS 号太小，M 号直径比较大，不容易折成 U 形，所以建议放置 S 号胶原。但是为了达到更好的 S 号胶原对颊侧没有骨壁的角化龈的支撑作用，放置的时候可以适当减少近远中胶原的量，可以参考本病例中的放置方法。缝合固定胶原（注：缝合固定胶原的目的只是不让胶原脱出牙槽窝，所以不必缝合过紧，过紧的缝合会导致本来被胶原支撑开的颊侧角化龈又被拉向舌侧，这样就失去了用胶原支撑，最大化促进软硬组织再生的效果） 图 106 。

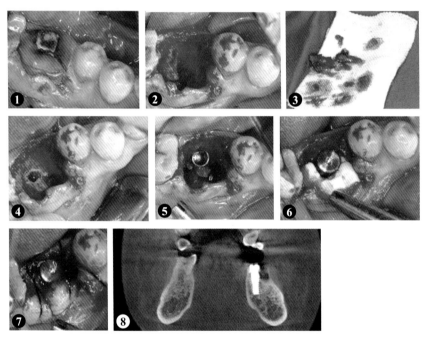

图 106 ❶ 口内照片；❷ 微创拔牙，清理肉芽；❸ 拔除的病灶牙及肉芽组织；❹ 逐级备洞；❺ 植入种植体；❻ 拧入愈合基台并放置胶原；❼ 缝合固定；❽ 术后 CBCT

术后 1 周拆除创口缝线。术后 5 个月 CBCT 示种植体颊侧可见约 3.5mm 的骨壁厚度，软组织袖口良好，取模型转移，戴入修复基台，粘接牙冠。术后 1 年复查根尖片种植体骨结合良好，无明显骨吸收 图 107 。

病例 17

患者中年男性，自诉左下颌后牙隐约疼痛数周，冷热刺激时疼痛加重明显。口内检查见 36 牙位𬌗面龋坏至髓室底，远中牙体组织还有残留，颊侧角化龈完整，为薄龈生物型。CBCT 示颊侧骨壁缺损高度约 5mm，远中根阴影更加明显，龋坏破坏至根分叉。牙槽间隔相对完整。按照我们磨牙区即刻种植，配合泰立普固胶原的应用方法进行手术 图 108 。

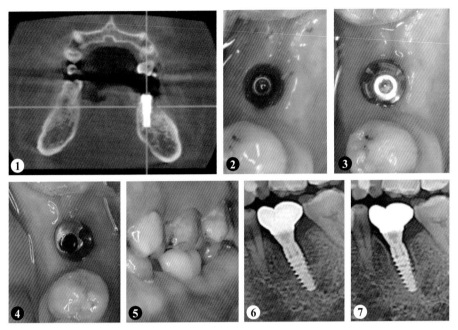

图 107　❶ 种植后 5 个月 CBCT；❷ 软组织袖口；❸ 放入闭窗式转移杆；❹ 修复基台；❺ 牙冠戴入；❻ 戴入牙冠后根尖片；❼ 1 年后复查根尖片

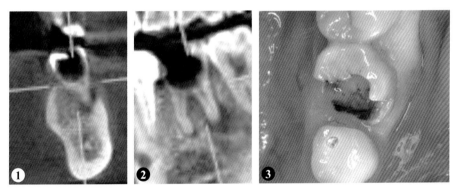

图 108　❶ 术前冠状位 CBCT；❷ 术前矢状位 CBCT；❸ 口内照片

具体手术过程如下。分根后微创拔除 36 牙，注意清理干净肉芽组织，先锋钻定位，逐级裂钻扩孔备洞，植入种植体，拧入愈合基台后，注意放置 S 号泰立普固胶原时对颊侧没有骨壁支撑的角化龈的支撑效果，缝合固定，防止胶原脱出 图 109 。

术后拍摄曲面断层片显示种植体方向位置良好，近远中可见明显的低密度阴影，无任何骨替代材料放进拔牙窝。术后 1 周拆线，可见愈合基台周围已经出现明显的软组织愈合。术后 5 个月，曲面断层及 CBCT 可见种植体骨结合良好，冠状位 CBCT 可见种植体颊侧有接近 4mm 骨形成，而且颊侧皮质骨白线清晰可见，软组织袖口愈合良好。取模型，进行最终修复。曲面断层示种植体、修复基台和牙冠连结良好 图 110 。

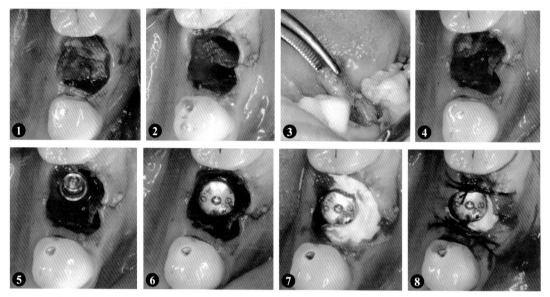

图 109　❶ 口内分根；❷ 和 ❸ 拔除牙根；❹ 清理干净肉芽组织并开始逐级备洞；❺ 种植体植入；❻ 拧入愈合基台；❼ 泰立普固胶原放置；❽ 缝合固定

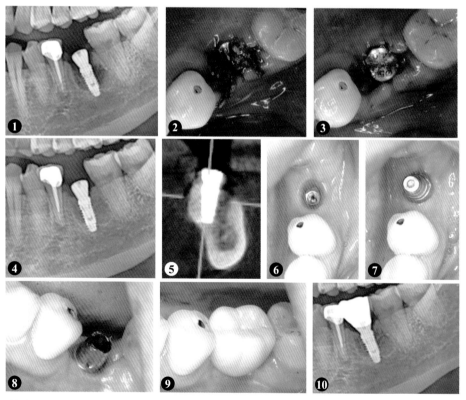

图 110　❶ 种植后曲面断层；❷❸1 周后拆线；❹5 个月曲面断层；❺5 个月后 CBCT；❻ 软组织袖口良好；❼ 闭窗式转移杆放置；❽ 修复基台放置；❾ 牙冠粘接；❿ 戴牙后曲面断层

患者中年男性，自诉左下颌后牙龋坏充填物脱落数月，一直未再做治疗，近期自诉牙体裂开，伴有疼痛。口内检查见 47 牙冠劈裂，颊侧牙龈基本完整，无炎症。CBCT 示近远中根已经分开，完全没有牙槽间隔，根尖区炎症明显，炎症的底端距离下牙槽神经管约 8mm，满足即刻种植初期稳定性的要求。按照我们磨牙区即刻种植，配合泰立普固胶原的应用方法进行手术 **图 111** 。

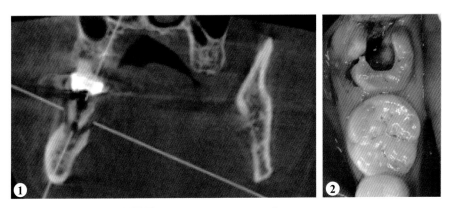

图 111　❶ 37 牙位 CBCT；❷ 口内照片

具体手术过程如下。微创拔牙，清理干净肉芽组织，关键是将根尖区的炎症骨质清理干净，逐级备洞，利用根尖与下牙槽神经管足够的距离使种植体获得初期稳定性，植入种植物后拧入愈合基台，放置泰立普固胶原，缝合固定，拍摄曲面断层片，观察种植体植入位置和方向 **图 112** 。

术后 5 个月曲面断层及 CBCT 冠状位显示种植体周围有明显的新骨形成，且骨结合良好，但是影像学显示种植体周围骨密度相对较低。取模型，制备最终修复体，曲面断层片显示种植体、修复基台和牙冠连接良好，但是种植体周围骨密度似乎有些低。14 个月后患者复查，拍曲面断层片和 CBCT 发现，种植体周围骨质密度明显增高，而且冠状位显示种植体颊侧有约 2mm 骨质，为种植体长期稳定提供了保障 **图 113** 。

患者年轻女性，自诉左下颌后牙食物嵌塞严重，伴有咬合疼痛，既往拔除过左下颌第二磨牙，牵引阻生齿向前替代第二磨牙。口内检查见 36 牙体组织和 37 牙体组织基本无异常，颊舌侧牙龈基本正常，无炎症。CBCT 示 36 牙远中根炎症明显，牙槽间隔宽度尚可，37 牙为融合根，无牙槽间隔，且 36 牙根和 37 牙根均较短，但是测量根尖至下牙槽神经管的距离，满足即刻种植初期稳定性的要求。按照我们磨牙区即刻种植，配合泰立普固胶原的应用方法进行手术 **图 114** 。

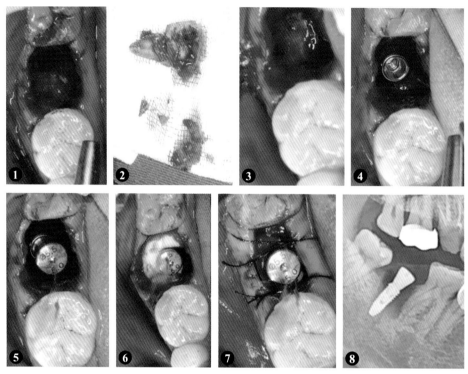

图 112　❶❷ 拔牙并清理拔牙窝；❸ 逐级备洞；❹ 植入种植体；❺ 拧入愈合基台；
❻ 放置泰立普固胶原；❼ 缝合固定；❽ 拍摄曲面断层片

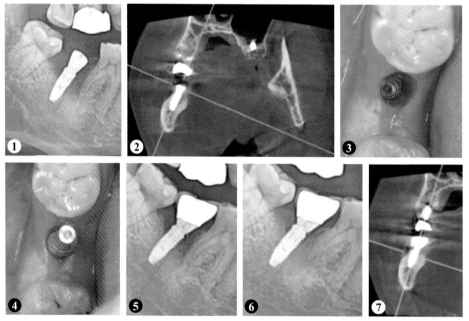

图 113　❶ 种植术后 5 个月曲面断层片；❷ CBCT 冠状位；❸ 软组织袖口；❹ 闭窗式转
移杆；❺ 戴入修复牙冠曲面断层片；❻❼ 14 个月后复查曲面断层片和 CBCT

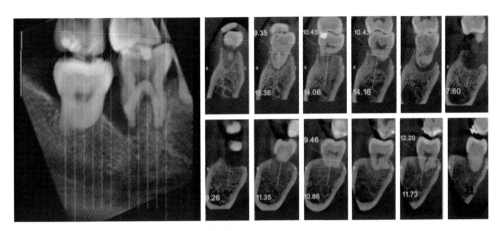

图 114　术前 CBCT

具体手术过程如下。微创拔除 36 牙和 37 牙，清理干净肉芽组织，见 36 拔牙窝有约 3mm 宽度的牙槽间隔，37 完全无牙槽间隔，逐级备洞，植入种植体，放置愈合基台和泰立普固胶原，缝合固定，拍摄 CBCT　**图 115**。

术后 6 个月，患者复查拍摄 CBCT，见原来种植体表面空虚的拔牙窝已经完全成骨，且颊侧骨质厚度均超过 3mm　**图 116**。

取模型转移做最终修复。拍摄根尖片见种植体周围骨质良好，且有明显的平台转移骨长入表现。戴牙后 1 年复查 CBCT 可见种植体周骨质密度进一步增加，种植体骨结合良好，无明显的骨吸收　**图 117**。

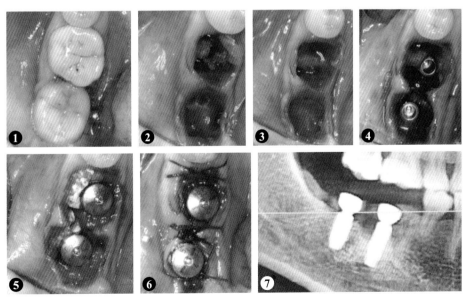

图 115　❶ 口内照片；❷ 和 ❸ 拔牙清理肉芽组织；❹ 植入种植体；❺ 放置愈合基台和胶原；❻ 缝合固定；❼ 拍摄 CBCT

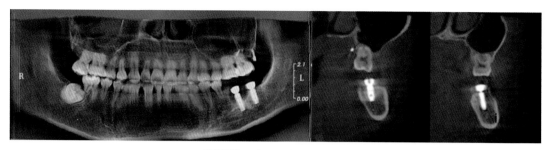

图 116 术后 6 个月 CBCT

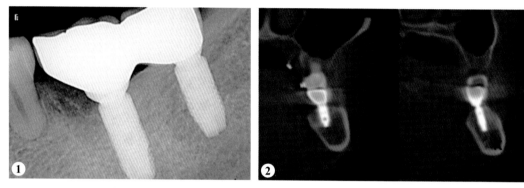

图 117 ❶ 戴牙后即刻根尖片；❷ 术后 1 年复查 CBCT

（五）小结

磨牙区由于其独特的牙槽窝形态，区别于前牙和前磨牙区；下颌磨牙为两个牙根，上颌磨牙为三个牙根，所以都具有独特的牙槽间隔形态。磨牙区即刻种植的核心就在于尽可能将种植体放置于牙槽间隔的位置，依靠根尖至上颌窦底或下牙槽神经管的距离，获得种植体的初期稳定性。选择直径比较大的愈合基台可以占用一定的牙槽窝愈合的空间，同时可以给 U 形放置的泰立普固胶原提供一定的支持，有利于胶原的位置稳定，胶原同样也可以起到封闭种植体肩台以上间隙的作用，真正起到在软硬组织再生过程中的关键作用。

第 4 章　胶原在上颌窦提升中的应用

一、上颌窦提升

上颌窦提升术（sinus floor elevation）是指从上颌窦底及周围骨壁仔细剥离并抬高上颌窦黏膜，使上颌窦黏膜与骨壁之间形成一个新的空间，并将植骨材料、胶原、自体血提取的浓缩生长因子（concentrate growth factor，CGF）等放置于该空间，使提升的空间区域内有新骨生成，来达到提高窦底骨高度的目的，可以同期或延期进行种植体植入术，其中包括侧壁开窗上颌窦底提升术和经牙槽嵴顶上颌窦底提升术两种。

Tatum 在 1977 年首次提出侧壁开窗上颌窦底提升术，又叫上颌窦外提升术，该方法的具体操作过程是，利用超声骨刀、大的金刚砂磨头、韩系的上颌窦外提升特有的工具等进行外侧壁开辟骨窗，形成进入上颌窦内的通道，再用超声骨刀或专有的剥离工具剥离上颌窦黏膜，并小心将上颌窦黏膜抬高，再将植骨材料、胶原、CGF 等放置于窦内黏膜下方的提升空间，使提升位点有新骨形成，进而提升了上颌窦底的骨高度，还可以根据余留的骨量，评估种植体植入后能否获得初期稳定性，选择同期或延期种植体植入。该术式主要用于上颌后牙区牙槽骨严重萎缩，通常骨量＜ 3mm，窦底解剖形态复杂或者窦内有黏液囊肿等病变的情况。目前侧壁开窗上颌窦外提升技术成熟，成骨效果具有良好的可预期性，但同样具有创伤大，术后反应重，对医生的手术操作要求高等特点，要求术者熟练掌握上颌窦的解剖形态。

Summers 等在 Tatum 侧壁开窗外提升术的基础上，于 1986 年提出上颌窦底提升术，其具体的操作步骤是，在种植体预备过程中，备洞至上颌窦底，留出 1mm 骨质，采用特用的骨凿，或者目前用的超声骨刀、韩系种植系统的内提升专用工具等，冲击上颌窦底骨壁，使窦底皮质骨形成"青枝骨折"，应用种植体植备的通道，将骨替代材料、胶原、CGF 等推送到窦内黏膜的下方，同时上颌窦底的黏膜同期被抬高，同期进行种植体植入术。该术式也被称之为经典的骨凿法上颌窦底提升术，其主要适用于：剩余骨高度在 4mm 以上、窦底解剖形态较为平缓、种植体能够比较容易获得初期稳定性的患者。该术式对患者造成的创伤较小，但是骨凿法上颌窦底提升术这个术式是在盲视下将骨粉或替代材料放置于上颌窦黏膜下的提升区域，存在上颌窦黏膜穿孔等不确定性风险。

目前用于上颌窦底提升术的植骨材料有很多种，主要包括同种异体骨、异种骨、自体骨、人工合成骨粉或几种骨材料的混合物等。自体骨虽然具有成骨性能好、骨诱导及骨传导好等优点，一直被视为骨移植材料的金标准，但自体骨移植需要开辟第二术区、手术创伤大、术后反应强烈且吸收率较高。所以，目前临床上应用较多的还是去蛋白牛骨基质（deproteinized bovine bone matrix，DBBM），但是该材料存在免疫排斥、降解缓慢、成骨效能差等问题。对于上颌窦底提升术，是否需要防止植骨材料为成骨提供空间支持一直存在争议。也有很多学者提出，即使不放置移植材料，上颌窦提底提升术后仍有大量新骨形成，且种植体留存率与放置植骨材料组没有明显区别。Lai 等在随访 9 个月的对照研究中发现，OSFE 不植骨组 RBH 为（5.6 ± 2.5）mm，植骨组 RBH 为（4.7 ± 2.1）mm，两者间在 RBH、成功率及上颌窦膜穿通率均无显著差异。国内学者谭包生等随访观察 3～7 年共108 颗种植体，发现植骨组与不植骨组的种植体周围均有新骨形成，并且两组窦底骨增量无显著差异。

目前，一般认为上颌窦提升术新骨形成的原因有三方面。①上颌窦底黏膜含有间充质细胞和具有成骨作用的细胞，窦底提升后可促进新骨形成。有学者对上颌窦的黏膜细胞进行了体外培养，结果发现细胞具有诱导作用，可以生成多种骨形成因子，如果将上述细胞整合到纤维凝块中并放入小鼠体内，能够找到人类骨样结构。上述研究证明上颌窦黏膜对于骨组织的形成具有重要影响。②种植体顶部支撑上颌窦底黏膜形成的帐篷样空间，其内充满血凝块，并包绕种植体周围，发生类似拔牙窝的成骨过程，最后血凝块逐渐被骨组织替代。③在成骨过程中，大量的成骨细胞来源于上颌窦底黏骨膜下层骨组织及钻孔的组织，上颌窦底的微小骨折也起到诱发成骨的作用，在良好的成骨环境下，上颌窦底随着种植体的植入而发生改变并形成新的上颌窦底。Boyne 等的动物实验证明，当种植体突入上颌窦内 2～3mm 时，种植体根尖周围可以完全被新骨覆盖；而当植体突入高度在 3～5mm 时，种植体根尖周围仅部分会被新骨包绕。

泰立普固胶原作为一种新型的生物材料，广泛应用于止血、软硬组织再生、控制感染和创面修复处理等方面。近几年在口腔种植方面（如位点保存、软组织处理、即刻种植等）的应用越来越广泛，前面几章已经详细做了阐述，但是胶原在上颌窦提升方面的应用研究相对较少，结合笔者近几年的经验，本章将进行详细的阐述。

二、TP 在上颌窦内提升（穿牙槽嵴技术）中的应用

自 Summers 等推广应用骨凿技术上颌窦底提升术以来，应用骨凿经牙槽嵴顶上颌窦内提升技术操作已经非常成熟。近年来，伴随着提升工具的不断改善，超声骨刀、韩系的金刚砂磨头、水压冲顶等工具的应用也越来越娴熟，并发症越来越少。但是临床医生经牙槽嵴顶上颌窦内提升技术操作还是只能在盲视下操作，所以经常会出现上颌窦黏膜穿孔的外科并发症，有文献报道，其穿孔出现的概率在 40% 左右，而且微小的黏膜穿孔在临床

检查时几乎不会被发现，有学者应用鼻内镜去检查方可发现这种微小穿孔。上颌窦底提升术过程中，临床医生经常采用捏鼻鼓气试验检查上颌窦底黏膜的完整性，这也是最直接最常用的方法，然而这种方法的误判率较高。有学者报道经牙槽嵴顶上颌窦底提升术中，若黏膜被提升 4～5mm 高度时，上颌窦黏膜穿孔率甚至可以达到 24%。这种不容易被发现的上颌窦黏膜穿孔很可能会导致上颌窦内发生感染，从而进一步导致种植失败。如果在内提升黏膜穿孔的同时进行移植材料的充填，就很可能会将移植材料推入上颌窦，导致上颌窦内移植材料感染的风险大大增加。国外学者 Nkenkee 等报道，与内提升手术不植骨相比，进行植骨材料的充填可以显著增加黏膜穿孔的概率，也就是说人工骨替代材料很可能增加了上颌窦黏膜穿孔的感染概率。临床上对于小的黏膜穿孔，可于穿孔区域放置可吸收的胶原海绵，起到保护穿孔防止上颌窦内感染的作用。

临床上应用泰立普固胶原进行上颌窦内提升的报道很少。泰立普固胶原自身的抗原性低，生物相容性好，吸附性强，可以有效阻隔软组织的长入并且可以为骨细胞的生长提供支架及空间，促进快速组织再生。另外，泰立普固胶原具有良好的吸附性，将胶原分成小块分别放置于上颌窦底壁和被抬升的黏膜上，在黏膜发生穿孔时，胶原可以吸附到穿孔的黏膜上，大大降低了穿孔导致的感染风险。

（一）操作过程

在模型上进行泰立普固胶原上颌窦底提升术的具体手术过程如下。

切开，翻瓣。定点，备洞。根据种植体植入原则确定植入位点，依据术前 CBCT 测量数据确定备洞深度，逐级扩孔，备洞（窦底保留约 1mm 骨质）（注意尽量不要做捏鼻试验，这样可以避免将炎症上颌窦内的感染物推送到种植体窝洞内）。用 Summers 骨凿逐级提升。将 S 号 TP 分成三段，用持针器或血管钳轻轻固定 TP，手术刀分割，注意切割过程中不要对 TP 过分挤压，使其变形。放置 TP：利用直径 3.0mm 的 Summers 骨凿将 TP 逐一置入上颌窦底。植入种植体：利用植体将 TP 挤压进入窦腔，植体颈部应平齐骨面或位于骨下 0.5mm，并确保种植体的初期稳定性。放置覆盖螺丝。缝合：将黏骨膜瓣复位，对位缝合 **图 118**。

以示意图方式进一步展示泰立普固胶原应用于上颌窦底提升术的放置过程与操作要点和细节 **图 119**。

（二）典型病例

病例 20

患者青年女性，自诉左上颌后牙因龋坏拔除数年，一直未行任何修复。口内检查见 26 牙槽嵴顶宽度约 7mm，颊侧骨板良好无明显的凹陷，角化龈良好。CBCT 示上颌窦底至牙槽嵴顶剩余骨高度约 6.5mm，上颌窦黏膜轻微增厚，无明显炎症，牙槽嵴顶黏膜厚度

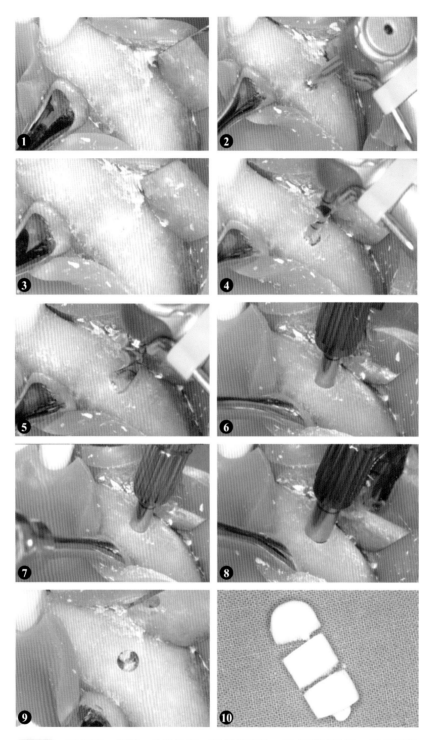

图 118 ❶ 切开，翻瓣，暴露骨面；❷ 球钻定位；❸ 观察定位孔；❹ 麻花钻逐级扩孔；❺ 麻花钻逐级扩孔；❻ ～ ❽ Summer 骨凿逐级提升；❾ 观察提升后种植窝洞；❿ TP 分成三段

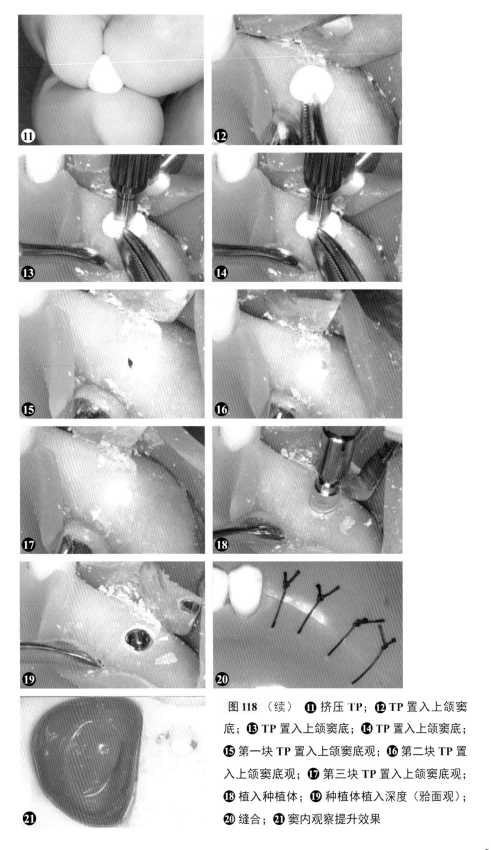

图 118 （续）　⑪挤压 TP；⑫TP 置入上颌窦底；⑬TP 置入上颌窦底；⑭TP 置入上颌窦底；⑮第一块 TP 置入上颌窦底观；⑯第二块 TP 置入上颌窦底观；⑰第三块 TP 置入上颌窦底观；⑱植入种植体；⑲种植体植入深度（ 面观）；⑳缝合；㉑窦内观察提升效果

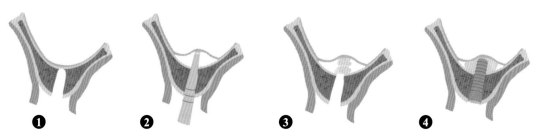

图 119　❶切开翻瓣，定点，备洞，注意窦底保留 1mm 皮质骨；❷用骨凿逐级提升；❸将三段 TP 逐一放置于上颌窦底；❹植入种植体

约 2.5mm。可以行上颌窦内提升手术，同时配合泰立普固胶原的应用 图 120 。

　　具体手术过程如下。牙槽嵴顶切开翻瓣，设计经典的 H 形切口切开，球钻定位，逐级裂钻扩孔，注意扩孔至上颌窦底预留出 1mm 皮质骨，用骨凿进行上颌窦底内提升手术，笔者习惯从 2.0mm 或 2.5mm 直径骨凿开始，逐级提升，一般开始 2.0mm 骨凿刚刚敲击抬高上颌窦底 1mm 就可以，随着骨凿直径的加大，抬高的高度逐渐增加到 3～4mm，这也就给泰立普固胶原的放置提供了空间；将 S 号胶原切成三块，用干净无血液的手指将小块的胶原轻轻捏扁一些，这样胶原更韧，效果更好，然后用 3.0mm 直径的骨凿依次将三块捏好的胶原轻轻塞到抬高的窦底黏膜处（注意此处不建议进行捏鼻试验），然后植入威高直径 4.3mm，长度 9mm 的种植体一枚，初期稳定性良好，将携带体去除后，放置覆盖螺丝，缝合创口，拍摄 X 线片，可见明显的提升效果 图 121 。

　　术后 5 个月进行二期手术，取模型转移印模，制作最终的修复体，牙冠戴入拍摄 X线片，显示上颌窦底提升效果良好 图 122 。

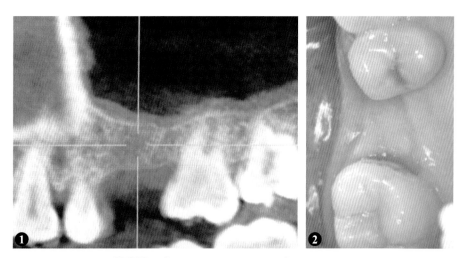

图 120　❶术前矢状位 CBCT；❷术前口内照

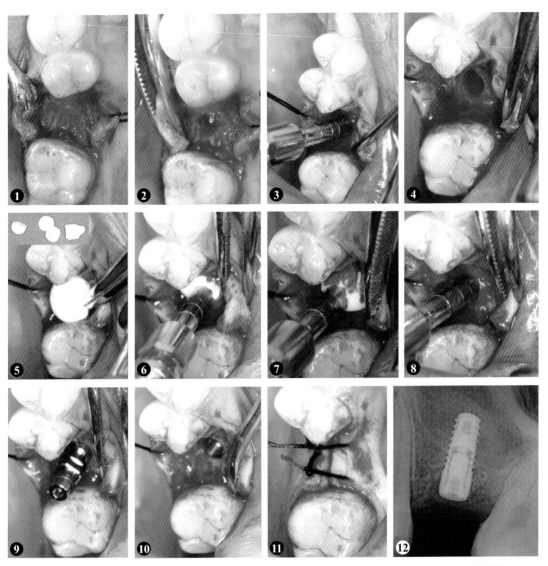

图 121　❶ 切开翻瓣；❷ 定点逐级扩孔；❸❹ 逐级提升；❺ 胶原置入上颌窦底；❻ 骨凿辅助胶原置入上颌窦底；❼ 另一块胶原置入上颌窦底；❽ 第三块胶原置入上颌窦底；❾ 植入种植体；❿ 移除愈合基台；⓫ 缝合；⓬ 术后 X 线片

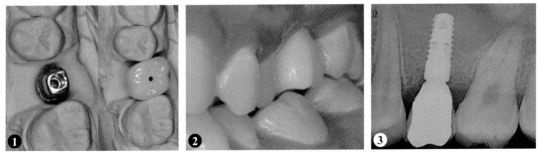

图 122　❶ 模型；❷ 口内戴牙；❸ X 线片显示提升效果

病例 21

患者老年女性，自诉左上颌后牙因龋坏拔除 10 余年，咨询数个门诊均建议行上颌窦外提升手术，因年龄较高且伴有全身疾病，担心手术创伤，一直未行任何修复。口内检查见 26 牙槽嵴和 27 牙槽嵴顶宽度约 7mm，颊侧骨板良好无明显的凹陷，角化龈良好。术前曲面断层示 26 牙位上颌窦底至牙槽嵴顶剩余骨高度约 1.5mm，27 牙位约 2mm，且上颌窦内有一个非常明显的间隔结构，上颌窦黏膜轻微增厚，无明显炎症。综合患者的年龄和身体情况，我们建议采取上颌窦内提升手术，同时配合泰立普固胶原，因为提升高度的限制，我们采用短种植体连冠修复 **图 123** 。

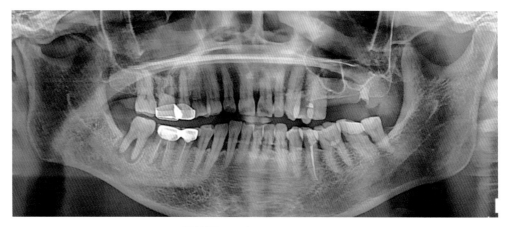

图 123　术前曲面断层照片

具体手术过程如下。牙槽嵴顶设计切口，翻起黏骨膜瓣，拔除 28 牙残根，球钻定位，逐级裂钻扩孔，注意患者本身剩余骨量就很少，为了上颌窦底还要预留出 1mm 皮质骨，所以裂钻基本上就是刚刚破开牙槽嵴顶皮质骨就可以，有些病例也可以采用直径 3.0mm 的大球钻来破开皮质骨，然后用骨凿进行上颌窦底内提升手术，逐级提升，这个时候我们选用了两个 SS 号胶原，分别将 SS 号胶原切成两块，用干净无血液的手指将小块的胶原轻轻捏扁一些，这样胶原更韧，效果更好，然后用 3.0mm 直径的骨凿依次将捏好的胶原轻轻塞到抬高的窦底黏膜处（也就是每个牙位放置一个 SS 号胶原），然后植入诺保科 pcc 直径 4.3mm，长度 7mm 的种植体，初期稳定性良好，放置覆盖螺丝，缝合创口，拍摄 X 线片，可见明显的提升效果 **图 124** 。

术后 5 个月拍摄 CBCT 可见泰立普固胶原非常好的成骨效果，种植体完全被新生骨包绕，而且种植体尖端可见新形成的皮质骨白线，进行二期手术放置愈合基台，进一步转移取模，制作最后修复牙冠，戴入后拍摄曲面断层片 **图 125** 。

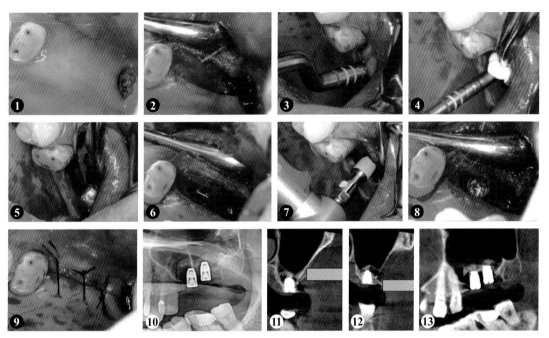

图 124　❶ 口内照；❷ 切开翻瓣，备洞；❸ 骨凿逐级提升；❹❺ 放置 TP；❻ 放置好的 TP；❼❽ 植入种植体；❾ 缝合；❿ ～ ⓭ 术后曲面断层和 CBCT 可见提升后效果明显，而且应用泰立普固胶原后上颌窦黏膜无破裂

病例 22

　　患者中年男性，自诉右上颌后牙因龋坏拔除 3 年，一直未行任何修复。口内检查见 16 牙槽嵴顶宽度约 7mm，颊侧骨板良好无明显的凹陷，角化龈良好。术前 CBCT 示 16 牙位上颌窦底形态明显不规则，近中到远中方向成一个斜面，且有一个小的间隔，上颌窦底至牙槽嵴顶剩余骨高度高的地方约 6.5mm，低的地方仅有 1.6mm，上颌窦黏膜炎症明显，所以黏膜明显增厚，甚至可达 12mm。所以患者的上颌窦内提升手术风险比较高，黏膜因为炎症，弹性较差，出现黏膜破裂穿孔的概率非常高，所以我们手术时会同时配合泰立普固胶原，减少并发症的发生，同时也促进成骨 图 126 。

　　具体手术过程如下。牙槽嵴顶设计 U 形切口，翻起黏骨膜瓣，球钻定位，逐级裂钻扩孔，注意患者本身剩余骨量就很少，为了上颌窦底还要预留出 1mm 皮质骨，所以裂钻基本上刚刚破开牙槽嵴顶皮质骨就可以，然后用骨凿进行上颌窦底内提升手术，逐级提升，这个时候我们选用了一个 SS 号胶原，将 SS 号胶原切成两块，用干净无血液的手指将小块的胶原轻轻捏扁一些，这样胶原更韧，效果更好，然后用 3.0mm 直径的骨凿依次将捏好的胶原轻轻塞到抬高的窦底黏膜处，然后植入诺保科 cc 直径 4.3mm、长度 8.5mm 的种植体，初期稳定性良好，放置覆盖螺丝，缝合创口，拍摄 CBCT，可见明显的提升效果 图 127 。

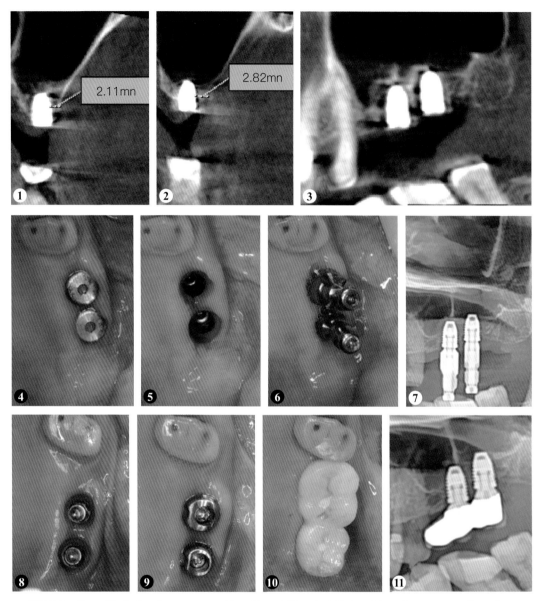

图 125　❶～❸术后 5 个月 CBCT；❹二期手术放置愈合基台；❺～❼取模型；❽～❿戴牙；⓫戴牙后曲面断层

　　术后 1 周拆线。术后 5 个月进行二期手术，取模型，戴牙，CBCT 可见良好的成骨效果，而且上颌窦内黏膜的炎症得到了明显改善 图128 。

　　但是在临床上，我们经常需要拓展种植的适应证，也就是在后牙区进行即刻种植的同时，因为牙槽间隔到上颌窦底的骨高度不够，这样进行即刻种植手术同期需要进行上颌窦内提升手术，这种情况下，需要我们用泰立普固胶原在填塞即刻种植的间隙的同时进行上颌窦内提升的填塞，从而起到两种作用。如下列病例。

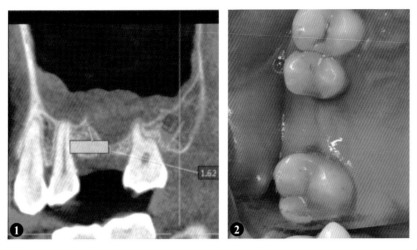

图 126　❶ 术前矢状位 CBCT；❷ 口内照

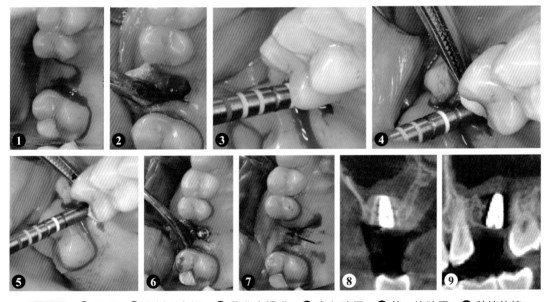

图 127　❶ 切开；❷ 翻瓣和备洞；❸ 骨凿内提升；❹ 塞入胶原；❺ 第二块胶原；❻ 种植体植入；❼ 缝合；❽❾ 术后 CBCT

病例 23

患者中年男性，自诉右上颌后牙近期咬合疼痛，外侧有小的脓包。口内检查见 16 牙腭侧尖劈裂至骨下，颊侧近中根位置有瘘管。术前 CBCT 示 16 牙折裂，腭侧牙槽骨破坏吸收，腭侧根尖炎症明显，牙槽间隔距离上颌窦底约 4mm，上颌窦内有炎症，黏膜增厚约 10mm。所以患者即刻种植的时候，既要处理腭侧根尖处的骨缺损，又要进行上颌窦内提升手术，还需要处理种植体跳跃间隙，总体手术是一个比较复杂的过程 **图 129** 。

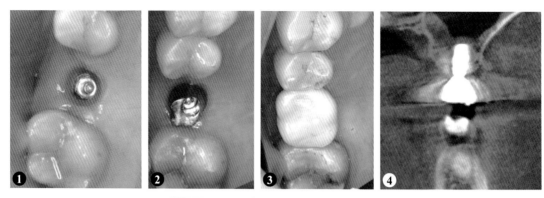

图 128　❶～❸ 戴牙；❹ 戴牙后 CBCT

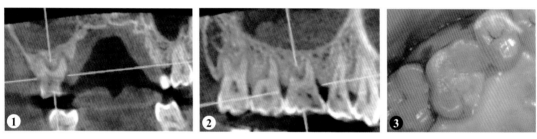

图 129　❶❷ 术前 CBCT；❸ 口内照片

　　具体手术过程如下。用涡轮钻对 16 分冠、分根，微创拔除 16 牙的颊侧近中根、远中根和腭侧根，注意尽量保护牙槽间隔，清理肉芽组织，先锋钻定位，逐级裂钻扩孔，然后用骨凿进行上颌窦底内提升手术，逐级提升，这个时候我们选用了一个 S 号胶原，将 S 号胶原切成两块，一块 1/3 大小，一块 2/3 大小，用干净无血液的手指将 1/3 小块的胶原轻轻捏扁一些，这样胶原更韧，效果更好，然后用 3.0mm 直径的骨凿依次将捏好的胶原轻轻塞到抬高的窦底黏膜处，另外一块放置于颊侧，然后植入诺保科 active 直径 4.3mm，长度 10mm 的种植体，初期稳定性良好，放置愈合基台，缝合创口，拍摄 CBCT，可见明显的提升效果 图 130 。

　　术后 5 个月取模型、修复戴牙，口内见愈合基台周围角化龈形成良好，拍摄 X 线片，可见成骨良好 图 131 。

　　病例 24

　　患者中年男性，自诉右上颌后牙吃东西时硌掉一块，且牙齿外侧有小的脓包。口内检查见 17 牙近中折裂至骨下，𬌗面可见充填物，颊侧近中根位置有瘘管。术前 CBCT 示 17 颊侧根及根分叉已经出现明显炎症，颊侧牙槽骨破坏吸收，牙槽间隔距离上颌窦底约 3mm，上颌窦内有炎症，黏膜增厚约 5mm。所以患者即刻种植的时候，既要处理颊侧根尖处的骨缺损，又要进行上颌窦内提升手术，还需要处理种植体跳跃间隙，总体手术是一个比较复杂的过程 图 132 。

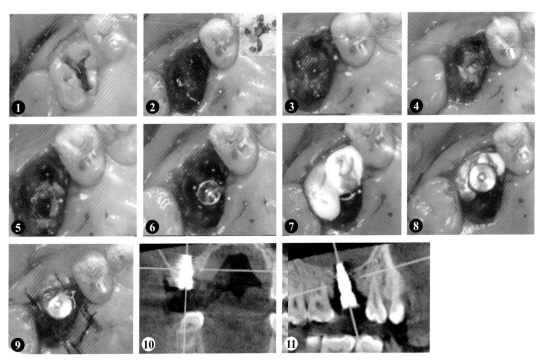

图 130　❶ 分根拔牙；❷ 清理肉芽组织；❸ 逐级备洞；❹ 内提升；❺ 填塞胶原；❻ 植入种植体；❼ 填塞胶原；❽ 放置愈合基台；❾ 缝合；❿⓫ 术后冠状位和矢状位 CBCT

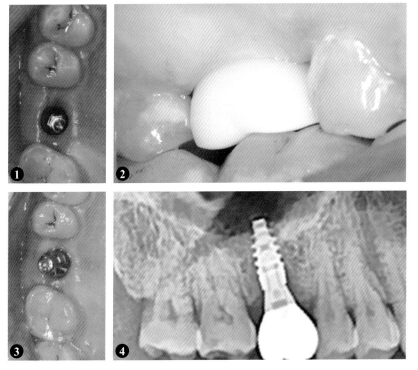

图 131　❶❷ 修复取模型；❸ 戴牙；❹ 术后影像

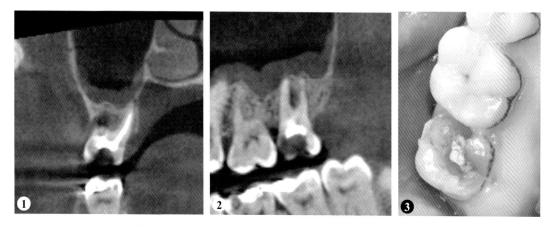

图 132　❶❷ 术前冠状位和矢状位 CBCT；❸ 术前口内像

具体手术过程如下。用涡轮钻对 17 分冠、分根，微创拔除 17 的颊侧近中根、远中根和腭侧根，注意尽量保护牙槽间隔，清理肉芽组织，先锋钻定位，逐级裂钻扩孔，然后用骨凿进行上颌窦底内提升手术，逐级提升，这个时候我们选用了一个 S 号胶原，将 S 号胶原切成两块，一块 1/3 大小，一块 2/3 大小，用干净无血液的手指将 1/3 小块的胶原轻轻捏扁一些，然后用 3.0mm 直径的骨凿将捏好的 1/3 胶原轻轻塞到抬高的窦底黏膜处，另外一块放置于颊侧，然后植入科特斯（Cortex）直径 4.2mm，长度 10mm 的种植体，初期稳定性良好，放置愈合基台，缝合创口，拍摄 CBCT，可见明显的提升效果 **图 133**。

术后 5 个月取模型、修复戴牙，口内见愈合基台周围角化龈形成良好，拍摄 CBCT，可见成骨良好，而且因为泰立普固胶原的应用，上颌窦炎症明显减轻 **图 134**。

（三）小结

临床上应用泰立普固胶原进行上颌窦内提升的报道较少，笔者结合泰立普固胶原在位点保存、不同解剖分区即刻种植中的作用，它可以为骨细胞的生长提供支架及空间，促进快速的软硬组织再生。而且泰立普固胶原具有良好的吸附性，将胶原分成小块分别放置于上颌窦底壁和被抬升的黏膜上，在黏膜发生穿孔时，胶原可以吸附到穿孔的黏膜上，大大降低了穿孔导致的感染风险。更关键的是，在有些上颌后牙区进行即刻种植的时候，除了内提升用胶原填塞外，还可以结合胶原在即刻种植上部间隙修复中的积极作用，从不同的角度达到最好的效果。

三、TP 在上颌窦外提升（侧壁开窗）中的应用

在上颌后牙区的种植修复中，牙槽骨萎缩、上颌窦气强化常造成牙槽嵴顶至上颌窦底的垂直骨量不足。通常情况下，如果剩余骨量＜ 4mm，就建议进行上颌窦外提升术。上颌窦外提升术的提出，使上颌后牙区牙槽嵴垂直骨高度严重不足的患者，通过该术获得了

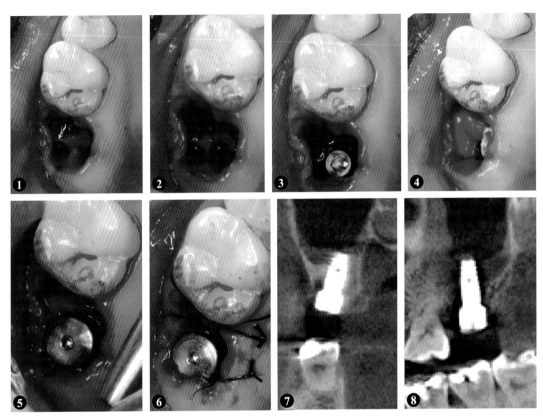

图 133　❶ 微创拔牙清理肉芽组织；❷ 逐级备洞，上颌窦提升，填塞胶原；❸ 植入种植体；
❹ 肩台填塞胶原；❺ 放置愈合基台；❻ 缝合；❼❽ 术后冠状位和矢状位 CBCT

稳定可靠的牙槽嵴垂直高度，扩大了种植手术的适应证。其临床原理是从上颌窦外侧壁开一个窗口，剥离窦底黏膜，使其被分离并抬高，在窦底黏膜和骨壁的间隙填入骨替代材料。

目前常用的植骨材料主要有：自体骨、同种异体骨、异种骨及生物合成骨等。小牛骨粉虽然在材料性能上仍不完美（如无骨诱导性能），但因为其具有较强的抗原性，仍然是目前临床应用广泛且安全的植骨材料之一。外提升的关键是黏膜抬高后创造出来一个可以让骨替代材料放置的空间，所以空间的维持是最重要的。我们可以利用泰立普固胶原表面孔隙率较低，胶原弹性好，吸血后也能很好回弹的特点，尝试使用胶原进行窦底充填，起到了很好的成骨效果。

（一）操作过程

在模型上进行泰立普固胶原上颌窦外提升术的具体手术过程如下。

切开，翻瓣。一般翻起黏骨膜瓣的范围以离开牙槽嵴顶 10mm 为合适。在距上颌窦底下缘 2mm 位置确定开窗口，利用韩系的 TOLA 外提升工具盒，磨头磨除外侧骨

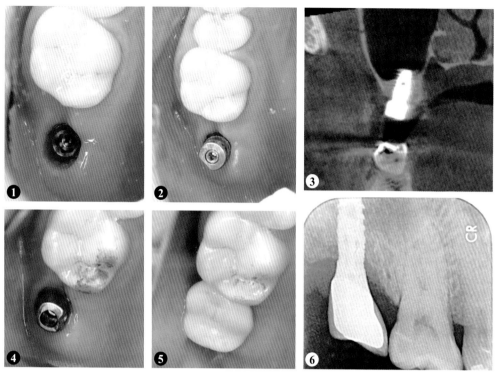

图134　❶ 软组织袖口；❷ 闭窗式转移杆；❸ CBCT 可见成骨良好；❹ 修复基台戴入；❺ 牙冠戴入；❻ 戴牙后根尖片

板，暴露上颌窦黏膜；用橘黄色剥离器圆头进行开窗口四周黏膜剥离，后用直角工作头行窦底、前缘和后缘剥离；用大一号红色剥离器直角工作头行窦底、前缘和后缘剥离；用蓝色剥离器两个方向的弯角工作头剥离上颌窦黏膜；用红色剥离器弯角工作头行上颌窦底至鼻腔侧黏膜剥离。定点、备洞：根据种植体植入原则确定植入位点，依据术前 CBCT 测量数据确定备洞深度，逐级扩孔，备洞（注意保护窦底黏膜）。用持针器或血管钳轻轻固定 TP，将 S 号 TP 分成 2 瓣，注意切割过程中不要对 TP 过分挤压，使其变形；将第 1 块 TP 外表面向上（弧面向上），椭圆形头部先进入开窗口，将剩余部分轻轻推入；将第 2 块 TP 外表面向下（弧面向下），轻轻推入上颌窦内（两切面相对）。植入种植体：植体颈部应平齐骨面或位于骨下 0.5mm，并确保种植体的初期稳定性。随着种植体的植入，TP 被抬高，窦膜形成帐篷状态；放置覆盖螺丝；关闭开窗口。外侧壁开窗口可用 SS 号 TP 封闭，也可直接用黏骨膜瓣覆盖。缝合：将黏膜瓣复位，对位缝合 图135 。

　　以示意图的方式进一步展示泰立普固胶原应用于上颌窦外提升术的放置过程与操作要点和细节 图136 。

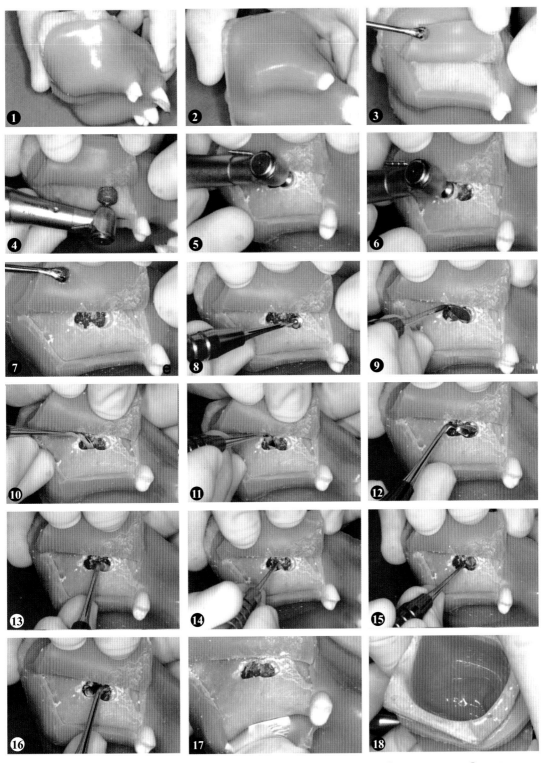

图 135　❶ 术区颊侧观；❷ 梯形切口；❸ 翻瓣；❹ ～ ❻ 侧壁开窗；❼ 观察开窗口；❽ ～ ❿用
不同的提升工具逐步分离上颌窦前壁黏膜；⓭ ～ ⓰ 分离上颌窦壁黏膜；⓱ 窦内黏膜剥离完
成；⓲ 窦内观窦膜剥离子剥离效果

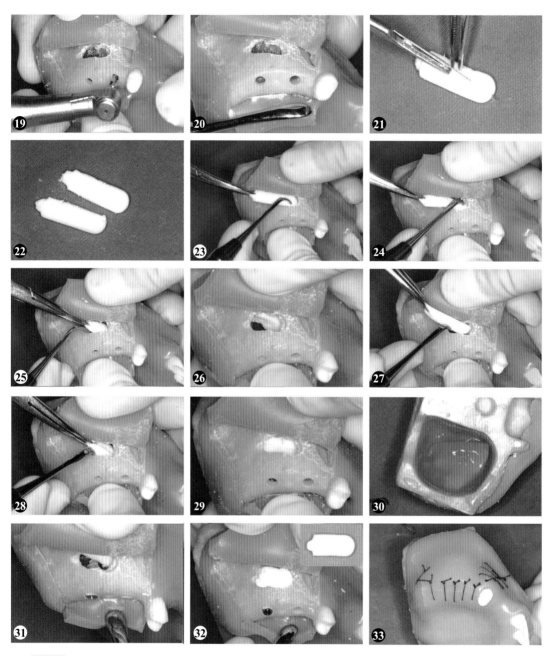

图 135（续） ⑲ 麻花钻扩孔；⑳ 扩孔完成；㉑㉒ 分割 S 号 TP；㉓㉔ TP 置入窦内（弧面向上）；
㉕㉖ TP 置入窦内（弧面向上）；㉗㉘ TP 置入窦内（弧面向下，两切面相对）；㉙ TP 置入完成，
两切面相对；㉚ 窦内观提升效果；㉛ 植入种植体；㉜ 开窗口置入 SS 号 TP；㉝ 缝合

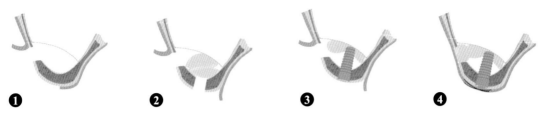

图 136　❶ 切开翻瓣，在距离上颌窦底下缘 **2mm** 的位置开窗，剥离黏膜；❷ 将 TP 切成两块，植入窦底；❸ 植入种植体；❹ 关闭窗口

（二）典型病例

病例 **25**

患者中年女性，自述右上颌后牙拔除数年，一直未修复。口内检查见 15 牙、16 牙、17 牙缺失，15 牙缺失位置牙槽嵴顶宽度约 6mm，17 位置约 9mm，牙槽嵴顶牙龈厚度约 3mm。术前 CBCT 示缺牙位置剩余牙槽骨量最少约 1.6mm，17 位置骨量较充足，约 6mm。我们计划应用胶原进行上颌窦外提升手术，同时进行种植体植入 **图 137** 。

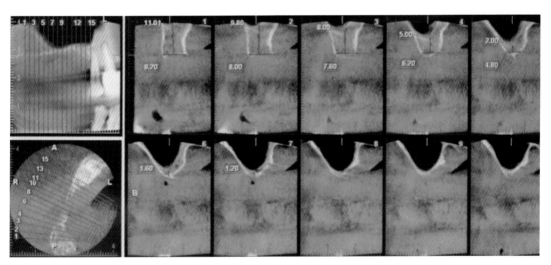

图 137　术前 **CBCT**

具体手术过程如下。自 14 牙远中前庭沟至牙槽嵴顶再转向 17 牙远中切开，翻起黏骨膜瓣，暴露牙槽嵴顶及上颌窦外侧壁，用外提升工具进行侧壁开窗外提升，依次用工具进行上颌窦黏膜的抬升，种植窝洞制备，按照前面模型外科操作的方法，将 S 号 TP 切成两块，注意切割过程中不要对 TP 过分挤压，使其变形；将第 1 块 TP 外表面向上（弧面向上），椭圆形头部先进入开窗口，轻轻将剩余部分推入；再将第 2 块 TP 外表面向下（弧面向下），轻轻推入上颌窦内（两切面相对）；依次植入种植体，放置覆盖螺丝，外侧壁开窗口用 SS 号 TP 封闭，关闭创口，拍摄 CBCT **图 138** 。

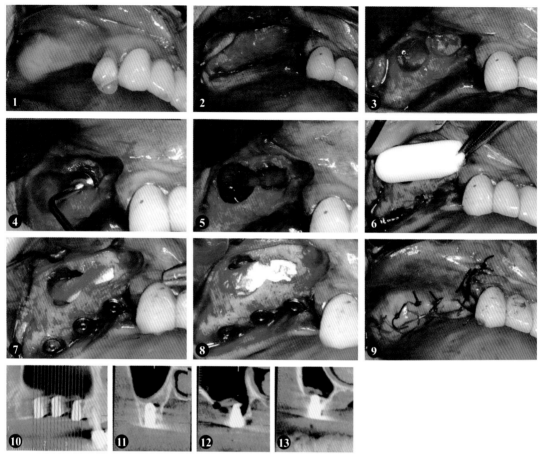

图 138　❶ 口内照；❷ 切开翻瓣；❸ 外侧壁开窗；❹ 剥离黏膜；❺ 黏膜剥离完成；❻❼ 放置胶原、植入种植体；❽ 开窗口放置胶原；❾ 缝合；❿ ～ ⓭ 术后 CBCT

　　术后 5 个月拍摄曲面断层，示提升成骨效果良好，原来在 15 牙位和 16 牙位的剩余骨量只有不到 2mm，我们选用了三颗长度为 8.5mm 的种植体，可见种植体尖端均有成骨，说明应用泰立普固胶原进行外提升取得了理想的效果。进行二期手术，更换愈合基台，取模型，制作最终修复体，戴牙拍摄曲面断层片　图 139 。

病例 26

　　患者中年男性，自诉右上颌后牙拔除数年，一直未修复。口内检查见 15 牙、16 牙、17 牙缺失，15 牙缺失位置牙槽嵴顶宽度约 7mm，17 位置约 9mm，牙槽嵴顶牙龈厚度约 3mm。术前曲面断层片示缺牙位置剩余牙槽骨量基本在 3.5mm。我们计划应用胶原进行上颌窦外提升手术，同时进行种植体植入　图 140 。

　　具体手术过程如下。自 14 牙远中前庭沟至牙槽嵴顶再转向 17 牙远中切开，翻起黏骨膜瓣，暴露牙槽嵴顶及上颌窦外侧壁，用外提升工具进行侧壁开窗外提升，依次用工具进行上颌窦黏膜的抬升，种植窝洞制备，按照前面模型外科操作的方法，将 S 号 TP 切成两

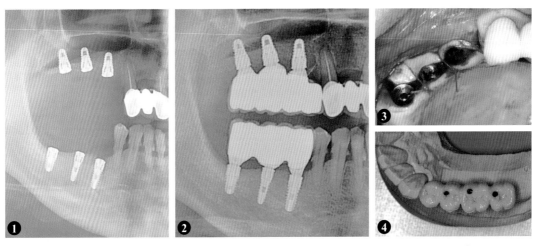

图 139　❶ 术后 5 个月影像学表现；❷ 戴牙后影像学表现；❸ 术后 5 个月口内照；❹ 模型

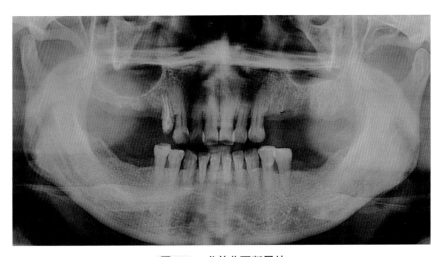

图 140　术前曲面断层片

块，注意切割过程中不要对 TP 过分挤压，使其变形；将第 1 块 TP 外表面向上（弧面向上），椭圆形头部先进入开窗口，轻轻将剩余部分推入；再将第 2 块 TP 外表面向下（弧面向下），轻轻推入上颌窦内（两切面相对）；依次植入三枚种植体，选择长度均为 10mm 的种植体，放置覆盖螺丝，外侧壁开窗口用 SS 号 TP 封闭，关闭创口，进行影像学检查 **图 141** 。

　　术后 5 个月拍摄 CBCT 片，示提升成骨效果良好，原来剩余的骨量在 15 牙和 16 牙的位置只有 3.5mm，我们选用三颗长度为 10mm 的种植体，可见种植体尖端均有成骨，但是骨密度较低，所以我们进行了 18 个月随访，说明应用泰立普固胶原进行外提升取得了理想的效果。进行二期手术，更换愈合基台，取模型，制作最终修复体，戴牙后拍曲面断层片 **图 142** 。

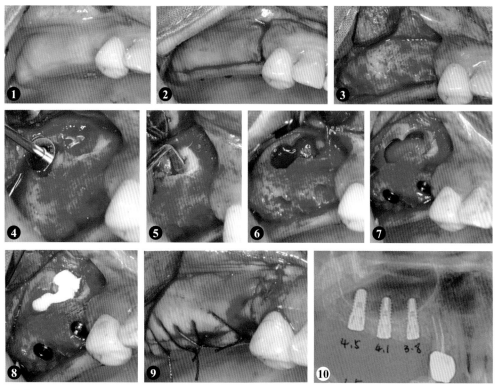

图 141 ❶ 口内照；❷ 切开；❸ 翻瓣；❹❺ 黏膜剥离和提升；❻ 种植窝备洞；❼ 放置 TP、植入种植体；❽ 窗口处再放一枚 TP；❾ 缝合；❿ 曲面断层

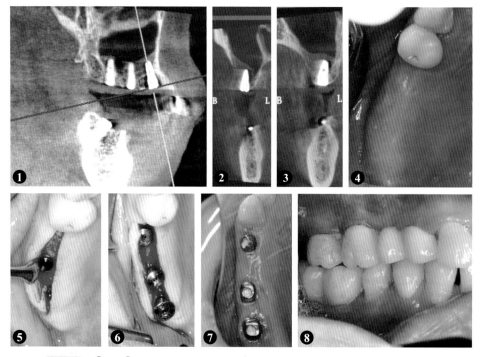

图 142 ❶～❸ 术后 5 个月 CBCT；❹ 口内照；❺❻ 二期手术；❼❽ 戴牙

术后 1 年半随访，拍摄曲面断层片，可见种植体周围的骨密度明显增高，而且出现了第二层的皮质骨白线，说明应用泰立普固胶原进行外提升取得了非常好的效果 **图 143** 。

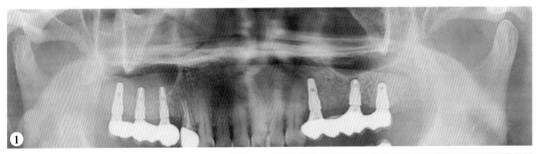

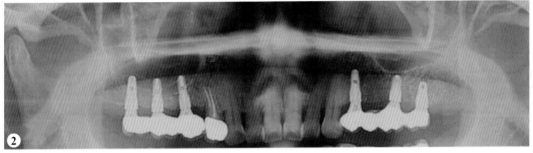

图 143 ❶ 戴牙后的曲面断层片；❷ 1 年半后随访的曲面断层片

病例 27

患者老年男性，自诉左上颌后牙拔除数年，一直未修复。口内检查见 25 牙、26 牙、27 牙缺失，25 牙缺失位置牙槽嵴顶宽度约 6mm，27 位置约 9mm，牙槽嵴顶牙龈厚度约 2mm。术前 CBCT 示缺牙位置剩余牙槽骨量最少 2mm，上颌窦底比较平整，无明显炎症。所以我们计划应用胶原进行上颌窦外提升手术，同时植入种植体 **图 144** 。

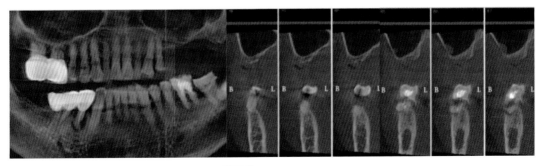

图 144 术前 CBCT

具体手术过程如下。自 14 牙远中前庭沟至牙槽嵴顶再转向 17 牙远中切开，翻起黏骨膜瓣，暴露牙槽嵴顶及上颌窦外侧壁，用外提升工具逐步进行侧壁开窗外提升，依次用工具进行上颌窦黏膜的抬升，种植窝洞制备，按照前述模型外科操作的方法，将 S 号 TP 切成两块，注意切割过程中不要对 TP 过分挤压，使其变形；将第 1 块 TP 外表面向上（弧面向上），椭圆形头部先进入开窗口，轻轻将剩余部分推入；再将第 2 块 TP 外表面向下（弧面向下），轻轻推入上颌窦内（两切面相对）；依次植入威高种植体两枚，选择的长度均为 9mm 种植体，放置覆盖螺丝，外侧壁开窗口用 SS 号 TP 封闭，关闭创口，进行影像学检查 **图 145**。

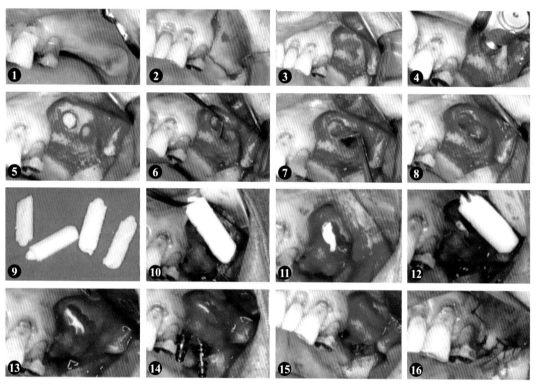

图 145 ❶ 术前口内照；❷ 切口；❸ 翻瓣；❹❺ 侧壁开窗；❻❼ 剥离窦内黏膜；❽ 窦内黏膜剥离完成；❾ 分割胶原；❿ ～ ⓭ 胶原置入上颌窦底；⓮ 植入种植体；⓯ 移除携带体；⓰ 缝合

术后的 CBCT 可见明显的提升后的影像 **图 146**。术后 5 个月进行二期修复，取模型戴牙，拍摄根尖片；戴牙后年因种植右下颌后牙，复查曲面断层片，见上颌窦内明显的骨密度增高影像 **图 147**。

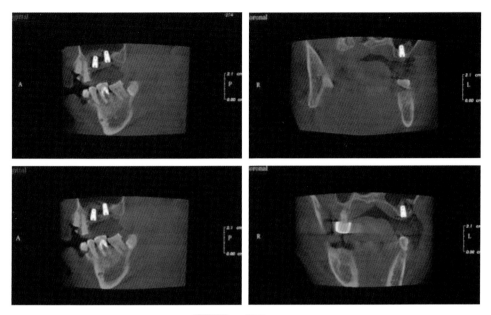

图 146　术后 CBCT

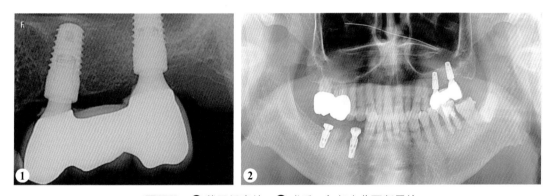

图 147　❶ 戴牙根尖片；❷ 术后 1 年复查曲面断层片

病例 28

患者老年男性，自诉右上颌后牙拔除数年，且最后有一烂牙根未处理，左下颌后牙近期咬合疼痛明显，伴有少量脓液。口内检查见 14 牙、15 牙、16 牙缺失，17 牙残根，14 牙、15 牙缺失位置牙槽嵴顶宽度约 7mm，牙龈较健康，厚度约 3mm。术前曲面断层及 CBCT 示 15 和 16 缺牙位置剩余牙槽骨量约 3mm，上颌窦底较平整，有炎症，黏膜增厚约 3mm。左侧下颌 35 牙和 37 牙缺失，36 牙叩痛明显，近中牙龈红肿，曲面断层显示 36 牙近中根似有劈裂，牙槽间隔破坏，根尖周见大面积低密度阴影，自 35 牙槽嵴顶至 36 牙根尖可见骨斜面。因此，我们准备对患者 14 牙到 17 牙位置进行上颌窦外提升，放置泰立普固胶原，同期进行种植体植入，左下颌 36 牙拔除，清理肉芽组织，在 35 牙和 37 牙位置植入种植体，骨缺损处放置胶原 图 148 。

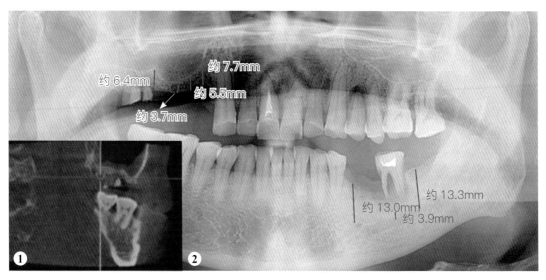

图 148　❶ 术前 CBCT；❷ 术前曲面断层片

具体手术过程如下。自 13 牙远中前庭沟至牙槽嵴顶再转向 17 牙远中切开，翻起黏骨膜瓣，暴露牙槽嵴顶及上颌窦外壁，拔除 17 牙残根，并清理肉芽组织，用外提升工具逐步进行侧壁开窗外提升，依次用工具进行上颌窦黏膜的抬升，在 14 牙、15 牙和 17 牙位置种植窝洞制备，将 M 号 TP 切成三块，注意切割过程中不要对 TP 过分挤压，使其变形；将第 1 块 TP 外表面向上（弧面向上），椭圆形头部先进入开窗口，轻轻将剩余部分推入；再将第 2 块 TP（中间的一块），推送到第一块下方；再将第 3 块 TP 外表面向下（弧面向下），轻轻推入上颌窦内；依次植入种植体三枚，选择长度均为 10mm 的种植体，放置覆盖螺丝，外侧壁开窗口用 SS 号 TP 封闭，17 牙近中残根清理拔牙窝也用 SS 号充填，关闭创口。拔除 36 牙，清理干净周围的肉芽组织，逐级备洞，在 35 牙和 37 牙位置分别植入种植体，放置一块 S 号 TP 放置于清理的拔牙窝上面，关闭创口。术后拍摄影像学检查 **图 149**。

术后的 CBCT 可见明显的提升后的影像 **图 150**。术后 5 个月进行二期修复，取模型戴牙，拍摄曲面断层片；戴牙后半年复查曲面断层片，见上颌窦内明显的骨密度增高影像 **图 151**。

（三）小结

临床上应用泰立普固胶原进行上颌窦外提升的报道较少，笔者结合泰立普固胶原在上颌窦外提升术中的作用，可以为骨细胞的生长提供支架及空间，促进快速的骨组织再生。而上颌窦外提升成骨的关键就是在于上颌窦黏膜被抬高之后，可以形成一个稳定的空间而不塌陷，所以临床研究有用钛网支撑、CGF 或者 PRF 支撑的病例，基本原理都是一样的。

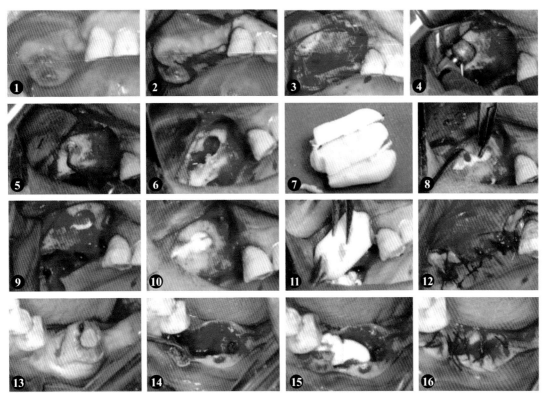

图 149　❶ 口内照；❷ 切开；❸ 拔除 17 牙残根并翻瓣；❹ 外侧壁开窗；❺ 剥离黏膜；❻ 黏膜抬升后种植体备洞；❼ 切开 M 号 TP；❽ ～ ❿ 放置 TP 并植入种植体；⓫ 牙槽骨外侧及 17 牙窝植入 TP；⓬ 缝合；⓭ 左下颌口内照；⓮ 拔牙并清理肉芽组织后植入种植体；⓯ 放置 TP；⓰ 缝合

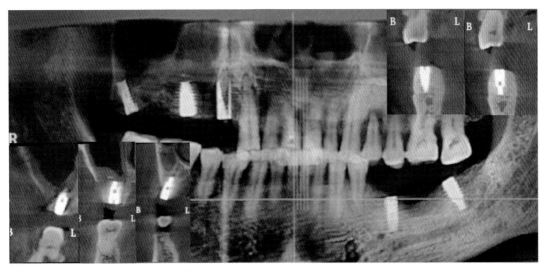

图 150　术后 CBCT 及每个种植体截图

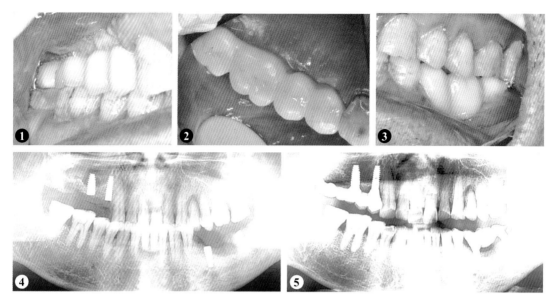

图 151   ❶～❸ 口内戴牙照片；❹❺ 半年后复查曲面断层片（戴牙前和戴牙后）

我们将泰立普固胶原切成块放置于上颌窦黏膜下，就是利用它坚韧，支撑性好的特点。不整个放入的原因是，上颌窦成骨量和开窗口的大小正反比，所以我们尽量把开窗口放小，这样就需要将胶原切开，便于放置。从短期一年半观察的效果来看，是能够保持稳定的。

第5章 胶原在种植并发症及部分软组织增量中的应用

1993 年，欧洲牙周病学讨论会上，Albrektsson & Isidor 将种植体周围炎定义为：已行使功能的种植体周围发生的导致种植体周围牙周袋形成和支持骨丧失的炎症破坏过程。种植体周围炎产生的主要病因是菌斑微生物，同时多种风险因素累加控制其进程的一种疾病。目前的研究证实，预防种植体周围炎主要从以下几个方面着手：①宿主；②种植体设计；③种植位点；④临床外科操作；⑤种植体上部修复。

1. 宿主：口腔卫生差、无定期的序列牙周维护、既往有活跃牙周病史、吸烟和糖尿病。其中，有研究证实，吸烟可以导致梭杆菌、单宁菌和双歧杆菌的增加，从而增加种植体周围炎发生的概率。

2. 种植体设计：肩台部位光滑颈圈的设计、种植体表面粗糙度和涂层处理、平台转移的理念等；其中有一个需要特别强调的是钛溶解产物导致的种植体周围炎。

3. 种植位点：厚龈生物型、角化龈的宽度＞ 3mm 且种植位点无感染，以及特别强调种植感染位点的清理是种植体植入之前非常重要的工作。其中，角化龈的宽度必须＞ 3mm，这也是我们进行种植体周围软组织移植的适应证。如果种植体修复基台周围无角化龈附着，则会导致种植体周围炎的发生。因此，我们在种植体二期手术时，经常需要进行软组织角化龈移植。同样，为了减少开辟第二术区，减少患者的并发症，Toshiro Kodama 教授应用泰立普固胶原进行了角化龈移植的替代治疗。但是教授同样提出来用泰立普固胶原进行角化龈替代治疗的时候，要求必须有至少 1.5～2mm 的角化龈，才可以用仅有的角化龈诱导泰立普固胶原角化形成 2～3mm 的新的角化龈。如果种植体周围全是游离龈的情况，则泰立普固胶原不能形成角化龈。

4. 临床外科操作：合适的种植体三维位置、以修复为导向的种植体植入和伴有引导骨再生的种植手术。

5. 种植体上部修复：必要的时候强调螺丝固定修复、合理的咬合力设计、咬合力大小的控制等。

种植体周围炎出现后的处理一直是近些年很多专家研究的热门话题。目前常用的方法主要包括物理方法和化学方法。物理方法包括钛刷、激光、金刚砂球钻等去除种植体表面的菌斑；化学方法包括药物 EDTA、双氧水（过氧化氢溶液）等；也需要处理后辅助一些骨增量 GBR 手术等。这样种植体周围可以形成新的骨包绕，维持后续种植体的稳定。

笔者利用泰立普固胶原的特点，结合教授相关的理论基础，在种植体并发症和软组织移植方面做了一些工作，介绍如下。

一、典型病例

病例 29

患者中年女性，自诉三周前在其他门诊进行右下后牙区种植治疗，因骨量不足，在种植时进行了骨增量 GBR 手术治疗，现自述其中前面两个种植体自己排出，且伤口有脓性渗出物。查体见右侧下颌后牙区可见一脓包，45 牙、46 牙、47 牙缺失，未看到种植体。患者种植术后的曲面断层可见三颗种植体植入后的表现，现曲面断层片显示 45 牙位和 46 牙位种植体已经不在，且颌骨内见高低密度不等的阴影，怀疑为种植骨增量植骨后骨替代材料的残留，47 牙在位。我们初步诊断患者为种植移植材料的感染，因此准备去除感染的移植材料，清理肉芽组织，同时应用泰立普固胶原进行位点保存手术，为后续种植做准备 **图 152** 。

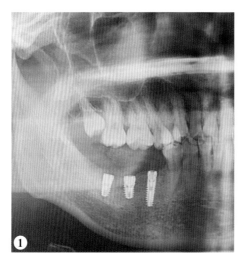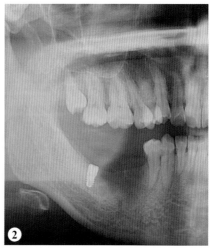

图 152 ❶ 患者术后曲面断层；❷ 患者前来就诊时的曲面断层

具体手术过程如下。切开翻瓣，去除骨替代材料及肉芽组织，彻底清理干净颌骨内炎症；可见 47 牙位种植体有少量螺纹暴露；按照近远中方向放置一个 M 号的 TP，缝合创口 **图 153** 。

术后 5 个月患者复查拍摄 CBCT，可见 47 牙的近中，原来 45 牙和 46 牙感染位置均有较好的成骨，且牙槽嵴顶宽度为 7mm 左右，牙槽嵴顶至下牙槽神经管距离为 12mm 左右，足以保证植入常规长度的种植体 **图 154** 。

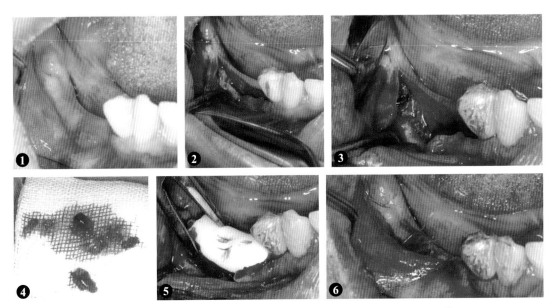

图 153　❶ 口内照；❷ 切开；❸❹ 清理肉芽组织；❺ 放置 M 号 TP；❻ 缝合

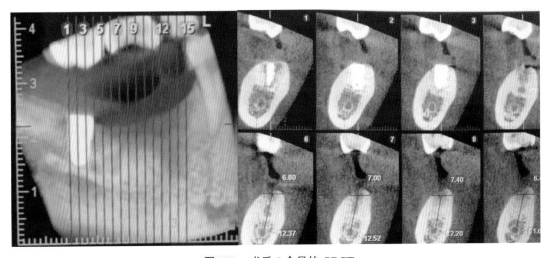

图 154　术后 5 个月的 CBCT

　　口内见创口愈合良好，有约 3mm 角化龈，切开翻瓣，见牙槽嵴顶宽度约 7mm，植入种植体两枚，初期稳定性良好，为了增加角化龈的宽度，我们在黏骨膜瓣下方近远中方向放置一块 S 号泰立普固胶原。缝合创口，术后 CBCT 见种植体位置、方向均良好 图 155 。

　　术后 3 个月行二期手术，取模型，修复戴牙，拍摄曲面断层片 图 156 。

　　病例 30

　　患者中年女性，种植术后 3 个月，口内见牙槽嵴顶只有约 1.5mm 宽度的角化龈，因此我们准备在二期手术的时候，同时进行泰立普固胶原的植入，促进角化龈形成 图 157 。

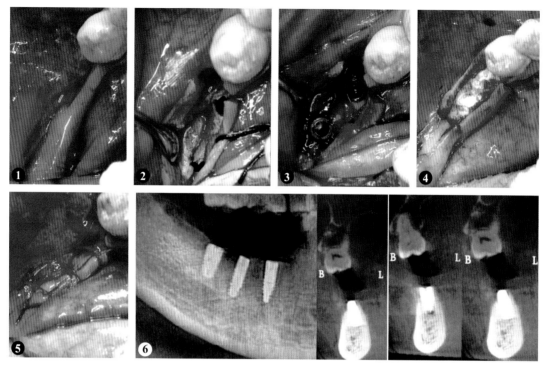

图 155 ❶ 口内照；❷ 切开翻瓣备洞；❸ 植入种植体；❹ 放置 S 号 TP；❺ 缝合；❻ 术后 CBCT 及各个位置种植体

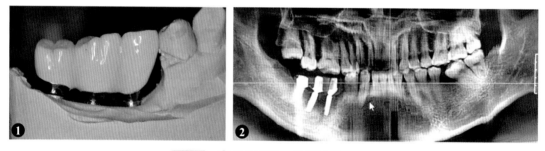

图 156 ❶ 修复模型；❷ 戴牙后 CBCT

具体手术过程如下。设计 46 和 47 两个牙位的根向复位瓣，切开黏膜层，保留骨膜层，将黏膜瓣切向根方离开牙槽嵴顶约 10mm 的位置，并缝合固定黏膜瓣，去除覆盖螺丝，放置愈合基台，在骨膜表面放置一个 S 号泰立普固胶原，并圈形或褥式缝合固定，1 周合拆线，2 个月复查，可见愈合基台颊侧形成约 4mm 宽度的角化龈，取模型，转移，修复戴牙 **图 158**。

临床上常用的增加角化龈的方法还是结缔组织移植，为了比较泰立普固胶原和结缔组织在形成角化龈方面的能力，我们在病例上进行了比较，具体情况如下。

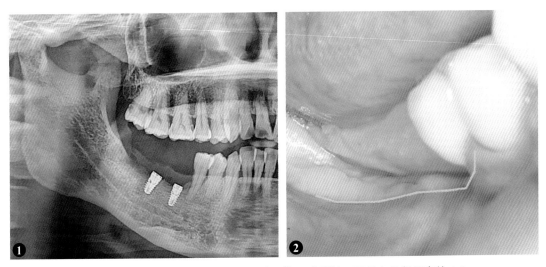

图 157 　❶ 种植术后 3 个月曲面断层片；❷ 口内照片，可见角化龈只有约 1.5mm

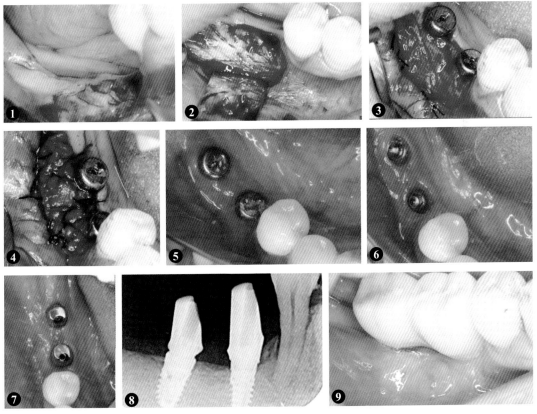

图 158 　❶ 根向复位瓣；❷ 翻至离开牙槽嵴顶 10mm；❸ 缝线固定；❹ 胶原固定；❺ 2 个月后
口内照；❻ 拆除愈合基台；❼ 修复基台戴入；❽ 根尖片；❾ 戴牙

病例 31

患者老年女性，下颌牙缺失多年，曾有活动义齿修复病史，目前活动义齿不能佩戴，寻求种植修复。口内见 33 和 34 牙位均Ⅱ度松动，35 牙有残根，牙槽嵴顶较窄，前牙区只有约 1.5mm 宽度的角化龈，曲面断层见颏孔接近牙槽嵴顶，磨牙区不适合进行种植治疗，与患者协商后，计划下颌进行种植体支持的活动义齿修复，上颌用天然牙支持的活动义齿修复，二期手术的时候，进行泰立普固胶原和自体结缔组织移植，进行角化龈增量 **图 159** 。

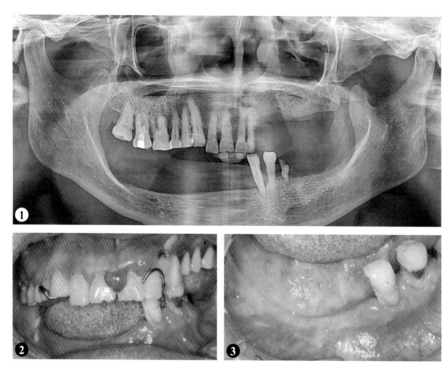

图 159 ❶ 术前曲面断层片；❷ ❸ 术前口内照片

具体手术过程如下。拔除 33 牙、34 牙、35 牙，切开翻瓣，修整牙槽嵴顶，在 32 牙、34 牙、42 牙、44 牙这四个位点分别进行逐级备洞，植入种植体，缝合创口 **图 160** 。

3 个半月后进行二期手术，下颌前牙区牙槽嵴顶的角化龈基本在 1.5mm 左右，进行下颌前牙区的根向复位瓣手术，左侧下颌行腭部结缔组织移植，右侧下颌区用 S 号的泰立普固胶原移植，术后 2 个月观察移植效果，进行最终杆卡上部修复 **图 161** 。

移植术后 10 天拆除创口缝线，见左下颌角结缔组织移植及右侧下颌泰立普固胶原创口均愈合良好。术后 2 个月进行最后的杆卡上部修复，见结缔组织移植形成了约 6.5mm 的角化龈，而泰立普固胶原形成了约 4mm 的角化龈，说明泰立普固胶原在尚有少量角化龈的情况下，进行替代结缔组织移植是可行的，取得了较好的效果 **图 162** 。

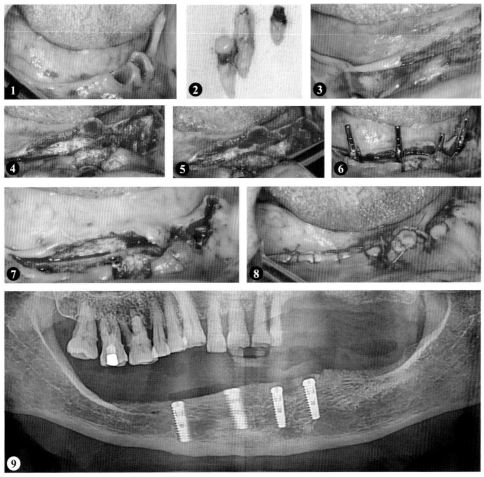

图 160　❶❷拔牙；❸❹切开翻瓣修整牙槽嵴顶；❺❻逐级备洞；❼植入种植体；❽缝合；❾术后曲面断层片

二、小结

随着口腔种植越来越普及，非常多的并发症开始出现，以往更多的治疗偏向于种植体表面进行物理和化学的方法进行处理，也需要辅助 GBR 技术等进行处理，但是临床上应用泰立普固胶原进行种植并发症及软组织处理方面的报道比较少。笔者根据泰立普固胶原的特点，结合教授相关的理论基础，在种植体并发症和软组织移植方面做了一些工作，从短期观察的效果来看，能达到初步稳定效果。

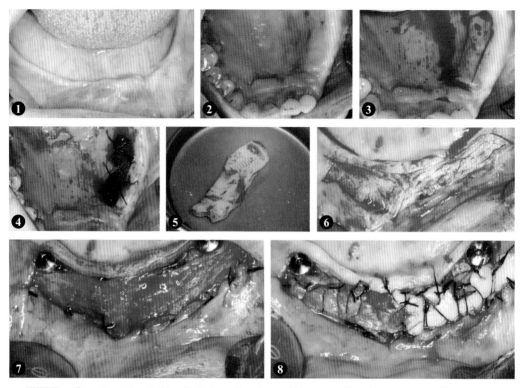

图 161 ❶ 二期手术口内照；❷ 腭部；❸ 腭部取结缔组织；❹ 腭部创口缝合；❺ 取下的结缔组织；❻ 下颌前牙区根向复位瓣；❼ 放置愈合基台，根向复位瓣固定；❽ 左侧下颌结缔组织移植，右侧下颌 S 号胶原放置

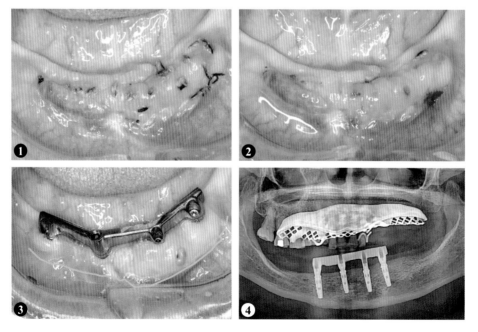

图 162 ❶❷ 术后 10 天拆除创口缝线；❸❹ 2 个月杆卡修复的口内照片和曲面断层，可见结缔组织和胶原形成角化龈的对比

参考文献

[1] Aravinthan A, Park JK, Hossain MA, et al. Collagen-based sponge hastens wound healing via decrease of inflammatory cytokines [J]. 3 Biotech, 2018, 8(12):487.

[2] 王静娟, 胡开进, 刘平, 等. 拔牙窝止血类覆盖及充填材料的选择及应用 [J]. 中国实用口腔科杂志, 2017, 10 (10): 586–589.

[3] 李国玥, 张瑶, 夏登胜. 医用胶原蛋白海绵预防下颌阻生第三磨牙拔除术后并发症的临床观察 [J]. 口腔疾病防治, 2017, 09 (24): 545–548.

[4] 李毅, 吴晓伟, 王洪瑾. 胶原蛋白材料在慢性创面修复中的应用研究进展 [J]. 临床医学研究与实践, 2019, 4 (2): 193–195.

[5] Helary C, Abed A, Mosser G, et al. Evaluation of dense collagen matrices as medicated wound dressing for the treatment of cutaneous chronic wounds [J]. Biomater Sci, 2015, 3(2):373–382.

[6] Paolantonio M, Dolci M, Scarano A, et al. Immediate implantation in fresh extraction sockets. A controlled clinical and histological study in man [J]. J Periodontol, 2001, 72(11): 1560–1571.

[7] Araújo MG, Linder E, Lindhe J. Bio-Oss collagen in the buccal gap at immediate implants: a 6-month study in the dog [J]. Clin Oral Implants Res, 2011, 22(1):1–8.

[8] Diane Daubert, Alexander Pozhitkov, Jeffrey McLean, et al. Titanium as a modifier of the peri-implant microbiome structure [J]. Clin Oral Implants Res, 2018, 20(6):945–953.

[9] Polymeri A, van der Horst J, Buijs MJ, et al. Submucosal microbiome of peri-implant sites: A cross-sectional study [J]. J Clin Periodontol, 2021, 48(9):1228–1239.

[10] Daisuke Ueno, Noriko Banba, Akira Hasuike, et al. A Sinus Floor Reaugmentation Technique Around an Apically Exposed Implant Into the Maxillary Sinus [J]. J Oral Implantol, 2019, 45(3): 213–217.

[11] Kodama T, Minabe M, Hori T, et al. The effect of various concentrations of collagen barrier on periodontal wound healing [J]. J Periodontol, 1989, 60(4):205–210.

[12] Minabe M, Kodama T, Kogou T, et al.Different cross-linked types of collagen implanted in rat palatal gingiva [J]. J Periodontol, 1989, 60(1):35–43.

[13] Heitz-Mayfifield LJA, Salvi GE, Mombelli A, et al. Supportive peri-implant therapy following anti-infective surgical peri-implantitis treatment: 5-year survival and success [J]. Clin Oral Impl Res, 29, 2018:1–6.

[14] Fernando Rojas-Vizcaya. Biological Aspects as a Rule for Single Implant Placement. The 3A-2B Rule: A Clinical Report [J]. J periodontol, 2013, 22(7):575–580.

[15] Wang H-L, Misch C, Neiva RF. Sandwich bone augmentation technique: Rationale and report of pilot cases [J]. Int J Perio & Rest Dent, 2004, 24:232–245.

[16] Byun HY, Oh TJ, Abuhussein HM, et al. Significance of the epithelial collar on the subepithelial connective tissue graft [J]. Journal of Periodontology, 2009, 80(6):924–32.

[17] Hammerle CH, Araujo MG, Simion M, et al. Evidence based knowledge on the biology and treatment of extraction sockets [J]. Clin Oral Implant Res, 2012, 23(Suppl 5):80–2.

[18] Al Yaf F, Alchawaf B, Nelson K. What is the optimum for alveolar ridge preservation? [J] Dent Clin North Am, 2019, 63(3):399–418.

[19] Misch CE. Dental Implant Prosthetic [M]. 2nd ed. St Louis:Elsevier Mosby, 2014:22–50.

[20] Risako Matsui. Development of TERUDERMIS, collagen-based artifificial dermis and TERUPLUG, collagen-based material for extraction sockets [J]. J Jpn Assoc Regenerative Dent, 2008,6(1): 9–20.

[21] Takeharu Inukai, Wataru Katagiri, Ryoko Yoshimi, et al. Novel application of stem cell-derived factors for periodontal regeneration [J]. Biochemical and Biophysical Research Communications, 2013,430(2):763–768.

[22] Chen Hu, Ting Gong, Weimin Lin, et al.Immediate implant placement into sockets with or without buccal bone dehiscence defects:A retros pective cohort study [J]. Journal of dentistry, 2017, 65:95–100.

[23] Jordi Ortega-Martínez, Tania Pérez-Pascual, Santiago Mareque-Bueno, et al. Immediate implants following tooth extraction. A systematic review [J]. Medicina Oral, Patología Oral Cirugía Bucal, 2012, 17 (2): e251.

[24] Lindeboom J A H, Yang T, Kroon F H M. Immediate placement of implants in periapical infected sites: A prospective randomized study in 50 patients [J]. Oral Surgery Oral Medicine Oral Pathology Oral Radiology & Endodontics, 2006, 101 (6) : 705.

[25] Palattella P, Torsello FL. Two-year prospective clinical comparison of immediate replacement vs. immediate restoration of single tooth in the esthetic zone [J]. Clinical Oral Implants Research, 2008, 19 (11) :1148–1153.

[26] Hammerle CH, Chen ST, Wilson TG Jr. Consensus statements and recommended clinical

procedures regarding the placement of implants in extraction sockets [J]. Int J Oral Maxillofac Implants, 2004, 19 (Suppl): 26–28.

[27] Raes F, Cosyn J, Crommelinck E, et al. Immediate and conventional single implant treatment in the anterior maxilla: 1–year results of a case series on hard and soft tissue response and aesthetics [J]. J Clin Periodontol, 2011, 38(4): 385–394.

[28] Lang NP, Pun L, Lau KY, et al. A systematic review on survival and success rates of implants placed immediately into fresh extraction sockets after at least 1 year [J]. Clin Oral Implants Res, 2012, 23(Suppl 5): 39–66.

[29] Buser D, Chappuis V, Belder UC, et al. Implant placement post extraction in esthetic single tooth sites: when immediate, when early, when late [J]? Periodontol, 2017, 73(1): 84–102.

[30] Allucci go, Hamilton A, Zhou W, et al. Implant placement and loading protocols in partially edentulous patients: A systematic review [J]. Clin Oral Implants Res, 2018, 29(16): 106–134.

[31] Bungthong W, Amornsettachai P, Luangchana P, et al. Bone Dimensional Change Following Immediate Implant Placement in Posterior Teeth with CBCT: A 6-Month Prospective Clinical Study [J]. Molecules, 2022, 27(3):608.

[32] Botermans Anna, Lidén Anna, de Carvalho Machado Vinícius et al. Immediate Implant Placement in the Maxillary Aesthetic Zone: A Cone Beam Computed Tomography Study [J]. J Clin Med, 2021, 10(24): 5853.

[33] Prasant MC, Thukral Rishi, Kumar Sachin, et al. Assessment of Various Risk Factors for Success of Delayed and Immediate Loaded Dental Implants: A Retrospective Analysis [J].J Contemp Dent Pract, 2016, 17(10): 853–856.

[34] Aravinthan A, Park JK, Hossain MA, et al. Collagen-based sponge hastens wound healing via decrease of inflammatory cytokines [J]. 3 Biotech, 2018, 8(12):487.

[35] 王静娟, 胡开进, 刘平, 等. 拔牙窝止血类覆盖及充填材料的选择及应用 [J]. 中国实用口腔科杂志, 2017, 10 (10): 586–589.

[36] 李国玥, 张瑶, 夏登胜. 医用胶原蛋白海绵预防下颌阻生第三磨牙拔除术后并发症的临床观察 [J]. 口腔疾病防治, 2017, 9 (24): 545–548.

[37] 刘霞, 张中勋, 伍铭慧, 等. 常见哺乳动物源胶原蛋白的提取及其性能表征 [J]. 功能材料, 2019, 50(1): 1131–1137, 1142.

[38] 王璐, 但年华, 但卫华. Ⅰ型胶原的制备与性能表征 [J]. 生物医学工程与临床, 2018, 22(1): 104–109.

[39] Tany Y, Yang X, Hang B, et al. Efficient production of hydroxylated human-like collagen

via the co-expression of three key genes inescherichia coliorigami (DE3) [J]. Appl Biochem Biotechnol, 2016, 178(7):1458–1470.

[40] 李毅，吴晓伟，王洪瑾 . 胶原蛋白材料在慢性创面修复中的应用研究进展 [J]. 临床医学研究与实践 , 2019, 4 (2): 193–195.

[41] Helary C, Abed A, Mosser G, et al. Evaluation of dense collagen matrices as medicated wound dressing for the treatment of cutaneous chronic wounds [J]. Biomate Sci, 2015, 3(2):373–382.

[42] 谢玉 , 周诺 . Ⅰ型胶原诱导骨髓间充质干细胞及成骨细胞的成骨分化机制 [J]. 中国组织工程研究 , 2018 (21): 3417–3423.

[43] Moraschini V, Uzeda MG, Sartoretto SC, et al.Maxillary sinus flfloor elevation with simultaneous implant placement without grafting materials: a systematic review and meta-analysis [J]. Int J Oral Maxillofac Surg, 2017, 46(5):636–647.

[44] Ocak H, Kutuk N, Demetoglu U, et al.Comparison of bovine boneautogenic bone mixture versus platelet-rich fibrin for maxillary sinus grafting: histologic and histomorphologic study [J]. J Oral Implantol, 2017, 43(3):194–201.

[45] He L, Chang X, Liu Y.Sinus floor elevation using osteotome technique without grafting materials: a 2-year retrospective study [J]. Clin Oral Implants Res, 2013, 24 Suppl A100: 63–67.

[46] Perez-Martinez S, Martorell-Calatayud L, Penarrocha-Oltra D, et al.Indirect sinus lift without bone graft material: Systematic review and meta-analysis [J]. J Clin Exp Dent, 2015, 7(2):e316–319.

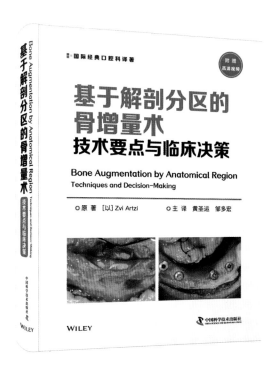

原 著　[以] Zvi Artzi

主 译　黄圣运　邹多宏

开 本　大 16 开（精装）

定 价　458.00 元

扫码购买

　　本书引进自 Wiley 出版集团，是一部从不同解剖分区角度出发，全面介绍骨增量术的经典指导用书。本书主题鲜明、内容丰富，共 25 章，对颌骨及其邻近组织相关解剖、创口愈合的生理学机制，以及对骨增量手术和软、硬组织外科管理中所涉及的常用生物材料的特性等，进行了详细阐述。书中所述是著者在大量实践与创新基础上的理论总结，编排合理、逻辑严谨、实用性强，并配有大量手术前后高清照片及 X 线片，对国内口腔种植医生、牙周病学及口腔外科医生都很有帮助。本书既可作为住院医生和刚入门的口腔科医生的指导书，又可作为中、高级种植医生或外科医生了解新技术的参考书。

口腔种植精要系列丛书　总主编　黄圣运

No. 1 《胶原在口腔种植中的应用》
　　　主编　黄圣运

No. 2 《数字化口腔种植外科技术》
　　　主编　武金峰　黄圣运

No. 3 《口腔种植软组织处理技巧》
　　　主编　汪一江　黄圣运

No. 4 《无牙颌即刻负重种植工艺操作流程：分步骤操作指南》
　　　主编　刘小雷　黄圣运